Anja Tochtermann

Kinder-
Krankheiten
–
Wege der
Heilung

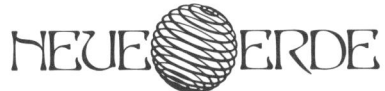

NEUE ERDE

Hinweis

Alle Hinweise und Übungen in diesem Buch dienen der Öffnung des Bewusstseins im Sinne der Anregung der jedem Menschen innewohnenden Lebenskraft zur Selbstheilung und natürlichen Stärkung des Immunsystems. Alle Informationen mögen anregen, sich der Wahrheit hinter den Kinderkrankheiten bewusstzuwerden, um bei geschwächter Lebenskraft und chronisch erblicher Belastung mit Krankheiten ganzheitlich und alternativ vorbeugend handeln zu können. Die Lektüre dieses Buches und die Anwendungen ersetzen nicht den Besuch bei einem Arzt im Falle einer Krankheit.

Bücher haben feste Preise.
1. Auflage 2017

Anja Tochtermann
Kinderkrankheiten – Wege der Heilung

© Neue Erde GmbH 2017
Alle Rechte vorbehalten.

Titelseite:
Foto: Yuliya Evstratenko/shutterstock.com
Gestaltung: Dragon Design, Wales

Satz und Gestaltung:
Dragon Design, Wales
Gesetzt aus der Minion und der Univers

Gesamtherstellung: Appel & Klinger, Schneckenlohe
Printed in Germany

ISBN 978-3-89060-722-1

Neue Erde GmbH
Cecilienstr. 29 · 66111 Saarbrücken
Deutschland · Planet Erde
www.neue-erde.de

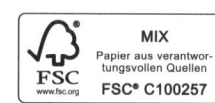

MIX
Papier aus verantwortungsvollen Quellen
FSC
www.fsc.org
FSC® C100257

Ich widme dieses Buch
unseren weisesten und liebevollsten Lehrern,
den Kindern,
für mich ganz besonders
Annika und Anabel.

Inhalt

Zum Aufbau dieses Buches

Ich möchte Ihnen ans Herz legen, dieses Buch über die Kinderkrankheiten nicht nur als Nachschlagewerk zu nutzen, sondern zunächst von Anfang bis Ende durchzulesen – als eine Art *Kurs über die Erlangung natürlicher Immunität im Kindesalter*.

Die einzelnen Kapitel bauen derart aufeinander auf, dass ein Verständnis für die umfassende Funktion des Immunsystems nicht nur im Fall einer Erkrankung sondern auch für den Erhalt von Gesundheit erweckt werden kann. Die Reihenfolge der beschriebenen Kinderkrankheiten mag auf den ersten Blick ungewöhnlich erscheinen, birgt jedoch einen tieferen Sinn. So mag im Ganzen vermittelt werden, wie wir angstfrei mit den heute auftretenden Kinderkrankheiten in ihrem natürlichen Erscheinen umgehen können, während die Kinder in ihrer Immunität in einer gesunden Art und Weise reifen dürfen.

Kinderkrankheiten tragen generell die Macht in sich, familiäre Belastungen eines Kindes, also chronische und genetisch bedingte Erbkrankheiten aufzulösen. Es mag darüber hinaus jedoch deutlich werden, dass die Reife des kindlichen Immunsystems nicht über Kinderkrankheiten erfolgen *muss*. Gesunde Immunreife und die Überwindung ererbter Belastungen kann bei entsprechender Gesinnung der Eltern und der Gesellschaft auf eine ganz natürliche Art und Weise erreicht werden, ohne Kinderkrankheiten oder Impfungen zu erfahren. Der Aufbau dieses Buches und die Reihenfolge der aufgeführten Kinderkrankheiten dient auch dem Zweck, die Möglichkeiten bewusster Reifeschritte wahrzunehmen und zu erkennen, welche Schritte in welchem Alter für eine gesunde Reife nötig sind.

Der Charakter und das Potential der einzelnen Kinderkrankheiten zur Heilung chronischer Erbschaften sind heute kaum bekannt. Doch es ist sehr wichtig zu verstehen, warum sich eine Kinderkrankheit überhaupt manifestiert, bei welcher Veranlagung und unter welchen Bedingungen sie auftauchen kann, in welchem Alter sie normalerweise erscheint und mit welchen Möglichkeiten sie zu einer erfolgreichen Heilung geführt werden kann. Es ist wertvoll, nicht nur die Phasen einer Infektionskrankheit zu kennen, sondern auch die Rolle der sie begleitenden Mikroorganismen und Viren sowie die Bedeutung der selbstheilenden Lebenskraft, des Fiebers und der Hautausschläge. Und es ist von hoher Bedeutung zu begreifen, welche Rolle die vollständige Reifung des Immunsystems im Heranwachsen eines vollwertigen, glücklichen, genetisch gesunden und bewussten Menschen spielt.

Dieses Buch führt Sie durch klassische Kinderkrankheiten, welche nach der Geburt bis zum Eintritt in die Pubertät auftreten können, und vermittelt dabei Grundlegendes über die Funktion des menschlichen Immunsystems. Als erste Herausforderung für ein neugeborenes Kind wird in diesem Buch auch die Neugeborenengelbsucht beschrieben, welche zwar nicht den Charakter einer Infektionskrankheit besitzt, jedoch einen ersten familiären Lösungsimpuls zur Überwindung ererbter Belastungen darstellt. Im weiteren werden die klassischen Kinderkrankheiten Drei-Tage-Fieber, Masern, Röteln, Mumps, Scharlach, Keuchhusten und Windpocken in ihrem Informationsgehalt beleuchtet. Wie es uns gelingen kann, Kinderkrankheiten durch bewusste Reifeschritte zu ersetzen, anstatt sie und damit gleichzeitig das Immunsystem zu bekämpfen, wird jeweils in den Möglichkeiten ganzheitlicher Prophylaxe aufgezeigt und darf zukunftsweisend sein. Dieses Buch von Anfang bis Ende durchzulesen, mag das Verständnis natürlich gesunder Immunität und bewusster Schritte hin zu einer gesunden Ganzheit erwecken, während Krankheiten in Zukunft zunehmend der Vergangenheit angehören dürfen.

Einklang von Weisheit und Wissen

Das Hören nach der Ursache des Leids öffnet den Weg zur Heilung.
Doch wahrhaftig zu hören – das ist selten!
Der taubmachende Einfluss ist die Anwesenheit von zu vielen Emotionen, die aufsteigen, um zu verteidigen, was als richtig oder falsch angesehen wird.

MEISTER AMIR

Es liegt nicht in der Macht einzelner Menschen, die Krankheiten in unserer Welt zu verhindern. Aber es ist der Menschheit im Ganzen gegeben, solche Veränderung zu bewirken. Ein Mensch ist krank, wenn er sich krank verhält. Und er verhält sich krank, wenn er gegen seine ureigene Natur lebt. Egal ob ein solcher Irrtum aus Unkenntnis, kollektivem Vergessen oder Dummheit geschieht: Wendet sich ein Mensch gegen ein anderes Wesen und gegen die ihn wie eine Mutter nährende Natur, so erkrankt er daran.

Der Mensch, welcher irrt, erkrankt nicht nur selbst, er vererbt auch alles Ungelöste über viele Generationen an seine Nachfahren weiter. Seine Kinder und Kindeskinder kommen bereits mit Belastungen zur Welt, welche sie nicht verschuldet haben, sondern erben.

Die moderne Medizin spricht von der genetischen Vererbung chronischer Krankheiten, Religionen sprechen von der Erbsünde, Schamanen und Heiler vernehmen den Geist einer Krankheit und sogenannte Krankheitswesen. Allen ist etwas gemein: Jede Krankheit stellt einen ungeheilten Konflikt dar, welcher sich ungelöst an die Nachfahren vererbt. Es existieren verschiedene Ansichten und Herangehensweisen für ein und dasselbe Problem und denselben Wunsch nach Heilung. Könnten wir sie doch vereinen und zum Zwecke der Auflösung von Krankheiten nutzen aus einer höheren und alles verbindenden Sicht.

Wenn ein Mensch mit einer ererbten Belastung geboren wird, so wird seine Lebenskraft immer versuchen, diese Blockade zu lösen. Die

Lebenskraft ist immer bestrebt, eine neue Harmonie zu erlangen, wenn ein chronisch kranker Zustand besteht. Dazu muss sie kraftvoll fließen können, darf nicht verändert oder unterbunden werden. Da manche Menschen jedoch schwere Erbschaften tragen, kann ein unkontrolliertes Aufflammen der Lebenskraft auch in schweren Leiden oder dem Tod enden. Dies ist der Grund, warum viele Menschen danach streben, die Lebenskraft zu kontrollieren. Wird die Lebenskraft allerdings unterdrückt, kann keine Heilung geschehen. Es bedarf feiner ganzheitlicher Impulse, die Lebenskraft so in Fluss zu bringen, dass sie zum Erfolg findet.

Kinderkrankheiten erscheinen *immer* als ein Weg, ererbte Familienlasten zu überwinden und zu heilen, während das Kind seine eigene Immunität entwickelt.

Kinderkrankheiten erscheinen in einer Zeit, wo die Lebenskraft am stärksten und die Aussichten auf Erfolg am besten sind, in der frühen Kindheit. Alle Kinder benötigen für diese Schritte ein waches und gut funktionierendes Immunsystem mit einer frei fließenden Lebenskraft.

Die reichen Erfahrungen unserer älteren Generationen, welche Kinderkrankheiten noch als notwendige Reifeprozesse anerkannten, schlummern heute leider oft vergraben unter einer Strömung von Warnungen vor Ansteckung, Krankheitserregern und gefürchteten Komplikationen. Viele wertvolle und die Lebenskraft stärkende Naturheilmittel sind beinahe in Vergessenheit geraten unter einer Flut künstlich hergestellter Medikamente, welche der Lebenskraft Einhalt gebieten sollen, anstatt sie zu stärken. Es werden Medikamente entwickelt, welche in der Lage sind, den Organismus eine Weile zu kontrollieren und so funktionieren zu lassen, wie es den von Menschen aufgestellten Normen für Gesundheit entspricht. Während das Immunsystem als fehlerhaft betrachtet wird, werden synthetisch hergestellte Mittel dazu verwendet, körperliche Reaktionen zu kontrollieren und die Lebenskraft zu unterdrücken. Die Sprache des Körpers wird missachtet und auf ungute Weise immer mehr zum Schweigen gebracht, während der Mensch von all diesen Mitteln abhängig wird in dem Glauben, gesund zu sein.

Das Thema Kinderkrankheiten betreffend, gibt es heute mehr Hinweise, welche ein Pro oder Contra zu Impfungen enthalten, als über eine die Gesundheit und das Wohlergehen unserer Kinder fördernde Behandlung und Lebensweise. Eltern sind einer Nachrichtenflut oft verwirrender und gegensätzlicher Informationen ausgesetzt. Warum es Kinderkrankheiten gibt und was sie wirklich bedeuten, dazu erhalten wir kaum brauchbares Wissen.

Im Kampf zwischen *Richtig* und *Falsch* kann es keine Heilung geben. Es ist notwendig, die Ursachen der Krankheiten zu vernehmen und entsprechend heilsam zu handeln. Dazu bedarf es der Eigenverantwortung sowie der Akzeptanz aller Seiten: Selbstverantwortlich wahrnehmen und anerkennen, was das Beste für einen selbst und die eigenen Kinder ist, wahrnehmen und anerkennen, dass auch der andere seine Wahl eigenverantwortlich für sich und seine Kinder trifft, das möge der erste Schritt sein auf dem Wege zu selbstbestimmter Heilung.

Es ist im Grunde nicht notwendig für einen Menschen, Krankheiten zu erleben. Ein bewusster Mensch kann seinen Weg in Schritten gehen, welche seiner Entwicklung und Reife dienen. Ist er achtsam auf seinem Weg, erkennt er alle Irrtümer rechtzeitig und schwingt sich selbst immer wieder in Harmonie. In solchem Lebenswandel werden alle Krankheiten überflüssig.

Um unseren Kindern einen solchen Lebensweg zu gestatten, welcher frei von Krankheiten sein darf, müssen wir ihnen das Feld für gesunde Reifeschritte bereiten sowie selbst Vorbild im Gehen bewusster Lebensschritte und der Auflösung der Erbschaften sein. Solange die Bewusstheit fehlt, geschieht Entwicklung unbewusst und leider oft über Krankheiten.

Eine Krankheit ist immer ein unbewusst veranlasster Heilversuch in einer Situation, welche auf Dauer chronisch krank machen würde. Sobald eine Krankheit ausbricht, übernimmt das höhere Selbst die Entscheidungen des Lebens, welche sonst dem freien Willen unterliegen. Doch gerade davor fürchten sich sehr viele Menschen: die Kontrolle zu verlieren.

Es wäre schön für unsere Kinder, wenn sie nicht unbedingt Kinderkrankheiten als Wege zur Heilung ihrer ererbten Familienbelastungen durchlaufen müssten. Wir besitzen alle Möglichkeiten zur Auflösung unserer Erbschaften, welche überhaupt zu Krankheit führen. Bis wir sie endlich nutzen, haben wir es mit unbewusst ausbrechenden Kinderkrankheiten zu tun. Auch *künstlich immunisierte* Kinder können sich an Kinderkrankheiten anstecken. Maßnahmen, welche das Immunsystem unterwandern, können keine echte Immunität erzeugen. Die Möglichkeiten einer Ansteckung werden lediglich auf einen späteren Zeitraum oder eine tiefere Ebene verschoben, während die Lebenskraft unterdrückt wird und die Erbbelastungen weiterhin bestehen bleiben.

Dieses Buch ist dazu gedacht, sich der tieferen Ursache der Erkrankungen – ganz besonders in den Fällen typischer Kinderkrankheiten – bewusstzuwerden, um Sinn und Nutzen echter Krankheitsprophylaxe, natürlicher Immunität und Heilung zu erfahren.

Kinderkrankheiten sind nicht immer harmlos oder ungefährlich. Wir müssen sie nicht *schönreden*. Medikamente und Eingriffe, welche aus Angst geboren und gegen das Leben und die Lebenskraft gerichtet sind, können allerdings keine Heilung anregen. Wir müssen uns darüber klar werden, warum wir es heute mit Kinderkrankheiten zu tun haben, um deren Veranlassungen aufzulösen, und können uns Fragen stellen wie diese: Was bedeutet es für ein Kind, eine Kinderkrankheit zu erfahren? Aus welchem Grund erkrankt ein Kind an bestimmten Kinderkrankheiten, an anderen nicht? Wann und warum geschieht Ansteckung? Welcher Reifeschritt soll allgemein und individuell mit einer bestimmten Kinderkrankheit erreicht werden? Und zu guter Letzt: Können wir unseren Kindern diese Reifeschritte auf eine gesunde Weise ermöglichen?

Die Kinderkrankheiten mögen in diesem Buch in ihrer Information beleuchtet werden, um zu verstehen, warum es sie gibt und wie sie lösbar sind. Einige der uns überlieferten Hausmittel dürfen hier Raum erhalten, ebenso die Klassische Homöopathie als wirkungsvolles Beispiel ganzheitlich wirksamer Heilmethoden. Bei Kinderkrankheiten, welche laut Infektionsschutzgesetz nicht von einem Heilpraktiker behandelt werden dürfen, können die Kinder in Kooperation mit dem behandelnden Arzt ganzheitlich begleitet werden, um die Lebenskraft zu stärken. Das Ziel jeder Krankheitsbegleitung sollte immer die Stimulierung der selbstheilenden Lebenskraft sein, welche als einzige in der Lage ist, zu Heilung und natürlicher Immunität zu führen.

Für eine bewusste Auflösung der ererbten Themen, welche den Kinderkrankheiten zugrunde liegen, gibt es zu jeder Kinderkrankheit in diesem Buch eine *Heilsame Übung**. Diese dient dazu, die Ursachen ererbter Belastungen aufzulösen und Krankheiten im Familiensystem zu mildern oder möglicherweise zu vermeiden. Solche Übungen können nicht garantieren, dass eine Kinderkrankheit verhindert wird, sondern stellen eine Hilfsmöglichkeit zur Überwindung ererbter Konflikte dar, welche ungelöst zu chronischen Krankheitsbelastungen in der Familie führen.

Sie können all diese Übungen sowohl vor der Geburt als auch nach der Geburt Ihres Kindes anwenden, mit dem Kind im Arm oder auch nur in der Vorstellung, Ihr Kind im Arm zu halten. Es ist schön, wenn beide Eltern diese Übung gemeinsam durchführen, es ist aber auch möglich, dass nur ein (zukünftiger) Elternteil die Übung macht. Es können ebenso andere Familienmitglieder, wie beispielsweise Großeltern oder Geschwister, diese Übungen in entsprechend abgewandelter Form ausführen. Sie können alle diese Übungen auch für sich selbst und Ihr inneres Kind durchführen, indem Sie sich selbst in der Vorstellung als Baby oder Kleinkind in den Armen halten. Die Kinderkrankheiten wurzeln immer in Familienerbschaften. Eine jede Lösung im Familiensystem dient allen, gleichgültig, von wem sie angeregt wird.

Gelingt es während einer *Heilsamen Übung* nicht, etwas zu reinigen oder das Kind ganz in seiner Kraft und mit Licht erfüllt zu sehen, so ist das ein Hinweis auf eine momentan schwer wirkende Blockade im Familiensystem. Diese zeigt sich jedoch, und das ist immer ein Hinweis darauf, dass es an der Zeit ist und die Möglichkeiten da sind, die Blockade aufzulösen. Dann ist es sinnvoll, wenn Sie sich an einen Therapeuten Ihres Vertrauens wenden, um diesen Konflikt ganzheitlich zu Ihrer eigenen Erleichterung sowie zum Wohle aller Familienmitglieder zu erlösen.

---

* Die Bilder zu den Heilsamen Übungen finden Sie als farbige PDF-Vorlage zum Ausdrucken im Internet unter http://lichtchristall.de/kinder-heilung-bilder.

Geboren werden und *leben* lernen

Was ist ein Kind?
Es ist Liebe, die Gestalt angenommen hat.
Es ist Glück, für das es keine Worte gibt.
Es ist eine kleine Hand, die dich zurückführt
in eine Welt, die du längst vergessen hast.
Schön, dass du da bist und unser Leben reicher machst.
Kinder sind Augen, die sehen,
wofür wir längst schon blind sind.
Kinder sind Ohren, die hören,
wofür wir längst schon taub sind.
Kinder sind Seelen, die spüren,
wofür wir längst schon stumpf sind.
Kinder sind Spiegel, die zeigen,
was wir gerne verbergen.

Altes chinesisches Sprichwort

Wenn ein Mensch geboren wird, so besitzt er bereits alles, was er braucht, um sich zu entfalten. Jeder Mensch trägt alles in sich, was das Universum bereithält. Nichts muss von außen hinzugefügt werden. Wir lernen allein über Impulse, welche von innen wie gleichsam von außen erscheinen, uns selbst unserem eigenen Lebensplan gemäß zu offenbaren.

Niemand kann einem anderen etwas *beibringen*, wir berühren einander nur, um uns selbst zu erinnern und kennenzulernen. Kein Lehrer kann je ein Kind etwas lehren, was es nicht selbst bereits in sich trägt. Ich glaube und erfahre, wir Erwachsenen lernen weit mehr von unseren Kindern als umgekehrt, da sie uns lehren können, still zu werden, wieder zu hören, zu fühlen und offenen Herzens zu sehen.

Da die Seele in grenzenloser Weite lebt und die Erdenerfahrung voller Grenzen und Beschränkungen ist, die sich als erstes in den Begrenzungen des Körpers und in den Bedingungen der Liebe zeigen, ist es für jedes Wesen mehr oder weniger anstrengend und oft auch lebensgefährlich, in einen derart begrenzten physischen Lebensraum geboren zu werden. Viele Seelen schaffen es nicht bis zu einer Geburt, einige Seelen geben unter der Geburt ihren Weg ins Leben auf oder bereits kurz danach. Den Weg einer Geburt in das irdische Leben zu meistern, aus der Unendlichkeit in eine solche umfassende Beschränktheit zu fließen, ist eine große Aufgabe.

Es bedarf vieler Jahre, bis ein Mensch gelernt hat, sich in seiner, ihn oft bis aufs Äußerste fordernden Umgebung, wirklich zu entfalten. Zu dieser Entfaltung gehören individuelle und ererbte Hindernisse, die zu überwinden, Stufen der Reife, die zu erklimmen sind. Die Kraft, welche all das ermöglicht, liegt in jedem Menschen selbst, es ist seine ureigene Lebenskraft.

Die erste große Aufgabe: ins Leben kommen

Mit der Zeugung und Empfängnis beginnt das physische Leben eines neuen Menschen in seinem Mutterleib. Bereits hier beginnt der Einfluss der sogenannten Umwelt auf das noch ungeborene Kind. Die Seele manifestiert sich aus vollkommener Harmonie heraus, um eine allumfassende Erfahrung des Selbst zu machen. Sie begibt sich in einen neuen Lebensraum hinein, in dem viele verschiedene Energien aufeinanderprallen und miteinander ringen.

Im Mutterleib erlebt ein Kind die äußeren Bedingungen innerhalb der Begrenzung eines noch mehr oder weniger abgeschirmten Raumes. Es setzt sich schon hier mit allerlei Eindrücken aus den Informationsfeldern seiner Familie und der Gesellschaft auseinander. Je nachdem, unter welchen Bedingungen das Kind gezeugt wurde und in welchem seelischen Zustand sich vor allem seine schwangere Mutter, aber auch der werdende Vater befindet, wirken auf das noch ungeborene Leben verschiedenste Energien ein. Durch die Auseinandersetzungen mit diesen beginnt für den neuen Menschen bereits im Mutterleib seine eigene innere Heilarbeit, für sich selbst und auch für seine Familie. Das Kind kann über die Mutter Symptome bewirken, wenn in der Schwangerschaft eine chronische Belastung zur Heilung angeregt werden möchte. Über eine ganzheitliche Behandlung der werdenden Mutter in der Schwangerschaft, wie sie die Klassische Homöopathie bietet, können so bereits Konflikte gelöst werden, welche sich in der Folge nicht mehr als chronische Belastung vererben und beim Kind zeigen müssen.

Mit seiner Geburt bietet sich ein Kind in seiner inneren Vollkommenheit und grenzenlosen Liebe völlig schutzlos seinem neuen Lebensraum und den Menschen dar, die es empfangen. Je nachdem, wie liebevoll und behütend seine Eltern es behandeln und wie die Umstände sind, in denen es aufwächst, was sein inneres Potential und der Wunsch der Seele zur Erfüllung ist, hat ein Kind die eine oder andere Reifeprüfung im Innern zu bestehen, um überhaupt erst einmal vollständig im Licht dieser Welt anzukommen.

Die sogenannte »Inkarnation«, die Fleischwerdung, das Ins-Leben-Kommen, ist ein komplexer Prozess der Seelenbewegung aus der Multidimensionalität hinein in die Dualität, welche weder mit der Zeugung noch mit der Geburt vollendet ist. Besonders in den ersten sieben Lebensjahren finden viele Prozesse statt, welche die Inkarnation der Seele in einen Körper vervollkommnen. Diese Prozesse sind verschiedene Stufen der Auseinandersetzung mit den in der Dualität herrschenden Energien sowie deren Auswirkungen auf das Leben in der Familie und der Gesellschaft.

Die ersten sieben Jahre des Lebens sind die am stärksten energiegeladenen und auch die, welche ein Kind am stärksten prägen. In dieser Zeit höchster Lebenskraft kommt es auch zu den sogenannten Kinderkrankheiten. Diese bieten vielen Kindern Auseinandersetzungen zu einer Reife innerhalb des heute bestehenden Lebensraumes, welche sie benötigen, um sich über jegliche Erbschaften hinaus im Sinne ihrer Seele gut entwickeln und ihr Potential entfalten zu können. Die Liebe im Herzen eines jeden Kindes gibt jeweils den Impuls, welche disharmonischen Zustände aus Familie und Gesellschaft es aufnimmt, um diese mit zu erlösen. Jedes Kind wählt sich selbst auf der Seelenebene seine eigenen Herausforderungen, so auch die Krankheiten.

Natürlich wäre es wunderbar, wenn Kinder weder über Krankheiten reifen noch der Gesellschaft bei der Lösung disharmonischer Zustände helfen müssten. Um Reife über andere Stufen erlangen zu können, müssen die Möglichkeiten dazu allerdings den anderen Familienmitgliedern sowie auch der Gesellschaft bewusst sein, um sie den Kindern bieten zu können. Das Wissen um wahre Immunität und die Reifeschritte, die wir Menschen im Heranwachsen benötigen, um unser Seelenpotential ohne Krankheiten entfalten zu können, besitzen momentan noch zu wenige Menschen. Doch immer mehr Erwachsene sind dabei, zu erwachen.

Leider wird Entwicklung oftmals mit Anpassung an gegebene Umstände verwechselt. Viele Eltern wünschen sich, dass sich ihr Kind nach ihren Maßstäben, die auf ihren eigenen Auffassungen beruhen, gut in seiner neuen Welt zurechtfindet. Doch die Auffassungen und festgelegten Meinungen, welche sich aus der eigenen Lebenserfahrung, aus Gelerntem und Übernommenem bilden, sind im Grunde reine Anpassungen und keine Zeichen von Reife.

Ein Kind möchte sich weder anpassen an das, was alle anderen bereits leben, noch die ausgetretenen Stiefel der Eltern oder Großeltern tragen. Jedes Kind möchte sich gemäß seinem Seelenpotential individuell entwickeln, um sich auszudrücken und zu offenbaren, was es als Gaben und Fähigkeiten in sich trägt, diese Welt zu bereichern.

Für seine Entfaltung braucht jedes Kind Unterstützung, um sich in seiner neuen Welt zurechtfinden zu können. Liebevolle Hilfen, welche Klarheit, Stabilität und Sicherheit geben, geliebt zu werden und das Leben erfahren zu dürfen, sind eine wichtige Basis für jedes Kind. Zwänge und Druck, genauso werden zu müssen, wie es die Erwachsenen sind, vor allem, wenn das Kind wahrnimmt, dass diese zumeist nicht in anhaltender Gesundheit, Glück und Wohlbefinden leben, sollten erkannt und Schritt für Schritt aufgelöst werden.

Bei dieser Entwicklung helfen uns die Kinder in jedem Moment. Denn sie spiegeln uns Erwachsenen mit ihrer Liebe nicht nur unsere Schönheit, sondern auch all unsere Schmerzen, die wir – oft bereits als Erbschaft – in uns tragen, weil wir uns einst selbst Zwängen unterworfen haben, um uns anzupassen.

Bewusste Eltern erleben im Umgang mit ihren Kindern des öfteren, dass sie lernen müssen, ihre eigenen Zwänge und Muster aufzulösen, welchen sie selbst noch unterliegen. Offenheit und der Glaube daran, aus dem Herzen heraus immer zu wissen, was das eigene Kind benötigt, sind eine wertvolle Grundlage, seinen Kindern optimale Entwicklungsmöglichkeiten zu bieten.

Jedes einzelne Kind bringt immer wieder ein neues Licht als Geschenk in das Erleben aller Menschen, welche es wahrzunehmen und auch anzuerkennen gilt. Um seine Gaben offenbaren zu können, braucht jedes Kind eine möglichst ideale Entwicklungsumgebung. Während seiner Entfaltung wird jedes Kind sich von selbst mit seiner Umwelt auseinandersetzen und die Prozesse wählen, welche es ihm optimal ermöglichen, innerlich zu wachsen und heranzureifen. Die Reifeprozesse können sich natürlich in Krankheiten äußern und sollten in diesem Fall immer ganzheitlich und damit entwicklungsfördernd begleitet werden, um das Kind zum Erfolg, also zu einer inneren Harmonie auf höherer Ebene zu begleiten.

Ganzheitliche medizinische Behandlung ist immer dann notwendig, wenn das Kind den Reifeschritt nicht bereits allein durch die ihm zur Verfügung stehende eigene Lebenskraft schafft, dessen Fluss auch durch die familiäre Erbschaft geprägt ist. Erreicht das Kind die nächsthöhere Ebene gut aus eigener Kraft, sollte das Augenmerk einer ganzheitlichen Begleitung immer auf der Beobachtung und allenfalls auf der behutsamen Förderung der natürlichen Lebenskraft liegen. Reife aus eigener Kraft ist die höchste Meisterung eines Konfliktes und stärkt auch die Lebenskraft enorm.

Da jeder Mensch nicht nur individuell, sondern gleichzeitig immer als ein Teil einer Familie, einer Gesellschaft und insgesamt als Teil des Kollektivs Menschheit existiert, fließen verschiedene Reifeprozesse teilweise parallel. Durch seine individuellen Auseinandersetzungen und Lernschritte zur Entwicklung zeichnet sich jeder Mensch individuell als besonderer Teil einer Gemeinschaft aus, hat besondere Gaben und Entfaltungsmöglichkeiten, welche allen Menschen dienen mögen.

So existieren Erkrankungen, welche sich eher individuell manifestieren, sowie Erkrankungen, welche mehr eine Auseinandersetzung mit den familiären und kollektiven Krankheitsfeldern offenbaren. Kinder besitzen in den ersten Lebensjahren durch die starke Anbildung an ihre Seele eine ausgesprochen starke Lebenskraft und natürliche Harmonie, während sie in ihre neue Umgebung hineinwachsen. In dieser Zeit der ersten Reife stellen sich Kinder besonders den familiären und auch kollektiven Themen sowie deren Ausheilung zur Verfügung.

In jeder Familie gibt es Angelegenheiten, welche über Generationen ungelöst existieren und als chronische Belastung vererbt werden. Das Kind, welches in solch ein Feld hineingeboren ist, setzt sich automatisch mit diesen Feldern auseinander und sucht je nach eigener Entwicklungsausrichtung und Lebenskraft diese teilweise oder ganz in sich zu erlösen.

Daran können wir ein Kind niemals hindern. Wir können den Kindern keine selbsterwählten Reifeprüfungen abnehmen, sondern es ihnen nur erleichtern, sich zu entwickeln. Kinder wählen manchmal wenige, manchmal auch viele der festgefahrenen Familienthemen, um sie zur Heilung anzuregen. Sie wählen dies, um sich selbst daran weiterzuentwickeln und gleichsam der Familie Heilung zu schenken. Jede echte Meisterung einer chronischen Blockade befreit das Kind und auch seine Nachfahren von ererbten Belastungen. Das ist der Sinn.

Eine solche Herausforderung zur Überwindung ererbter Belastungen ist das Ankommen im Leben außerhalb des Mutterleibs. Diese erste Erfahrung stellt keine Kinderkrankheit im klassisch definierten Sinne dar, ist aber wie alle klassischen Kinderkrankheiten ein systemisch bedingter Prozess zur Auflösung einer ererbten Belastung. Die erste Herausforderung dient der Entscheidung zum Leben und ist verbunden mit der selbständigen Atmung, Nahrungsaufnahme und Verdauung.

Neugeborenengelbsucht

Wenn ein Kind zur Welt kommt, so setzt es sich vollkommen nackt und verletzlich seiner neuen Umgebung aus. Das Neugeborene wird von allen Seiten über die äußeren Sinne und gleichzeitig auch von innen über die Empfindungen mit neuen Informationen berührt und je nach Situation möglicherweise unangenehm durchflutet. Der Übergang vom Urmeer des Mutterleibes in die luftige Atmosphäre des Menschseins ist vergleichbar dem Übergang von einem flüssigen in einen festen Zustand. Die Erfahrung kosmischer All-Einheit, noch im Mutterleib mehr oder weniger als solche erlebt, wird urplötzlich ersetzt durch ein trockenes, offenes Umfeld. Jede Menge oft nicht zu vereinbarender oder widersprüchlich wirkender Informationen wirken ungefiltert auf das Kind ein, Informationen einer durch Zeit, Raum und Bedingungen begrenzten Umgebung, in der weniger das Einheitsbewusstsein, sondern vielmehr ein Chaos an Gedanken existiert.

Das neugeborene Kind erlebt sofort einen mehr oder weniger krassen Gegensatz zu seinem ursprünglichen Erfahren der all-einigen Verbundenheit: das Trennungsgefühl. Kinder, welche in einer natürlichen Art und Weise und in heimischer Umgebung geboren werden, haben es leichter. In Krankenhäusern und unter fremden Menschen, welche durch die Anforderungen an ihre Funktion kaum die Sensibilität aufbringen können, welche Mutter und Kind benötigen, kommt es eher zu schockierenden Reizüberflutungen als während einer natürlichen Geburt. Das Geburtserleben der Mutter, ihre seelische Verfassung und ihr Schmerzempfinden spielen ebenso eine Rolle für die Erfahrung des Kindes wie Medikamente und Eingriffe. Darüber hinaus wirken die im Familienfeld gespeicherten Geburtserfahrungen auf das Kind mit ein.

Entscheidung für das Leben

Jedes neugeborene Kind erhält seine erste Reifeprüfung nach der Geburt unmittelbar bei der Ankunft im Leben außerhalb des Mutterleibes. Je nachdem, wie sich ein Kind willkommen fühlt und welche familiäre

Vorbelastung es gibt, entsteht ein mehr oder weniger großer Schock durch das Erleben der neuen Umgebung. Die Intensität dieses Erlebens ist abhängig von der Seelenpräsenz, der Sensitivität, der Fähigkeit zu lieben und zu vergeben sowie von der Empfindung von Sicherheit und Willkommensein. Die Empfindsamkeit und die Art, wie ein neugeborenes Wesen seine Umwelt erfährt, können wir nicht ändern, aber wir können unser Bestes geben, um dem Kind die Ankunft so freudvoll und angenehm wie möglich zu machen. Wir können das Kind mit all unserer Liebe willkommen heißen und dafür sorgen, dass die Geburt natürlich verläuft, nur liebevolle, tief vertraute Menschen der Geburt nahe sind und Notfallhilfe allenfalls hinter der Tür bereitsteht.

In den ersten Stunden nach der Geburt geht es für das neugeborene Kind um eine Entscheidung über das Sein oder Nichtsein als Mensch sowie um sein Vertrauen in das Leben. Die Lebenskraft flammt noch nicht im Kampf auf, denn das Kind kennt noch keinen Kampf, nur ein Willkommensein oder einen Abschied. Es gibt noch kein Fieber, nur eine Entscheidung, das Leben anzunehmen oder nicht. Die Lebenskraft fließt leicht in Annahme des Lebens oder verharrt mehr oder weniger im Schock über das Erleben des neuen Lebensraumes.

Es existieren drei Informationsfelder, welche in Harmonie oder Disharmonie zueinander stehen: die hochschwingende Empfindung des Allseins der ankommenden Seele, das Feld des unmittelbaren Geburtserlebens und das Familienfeld der Geburtserfahrungen vorangegangener Generationen. Jede empfundene Disharmonie zwischen diesen Feldern wirkt als Ursache für einen Konflikt, das Leben anzunehmen oder abzulehnen. Eine Ablehnung äußert sich in Form der Gelbsucht als Folge eines gestörten Stoffwechsels.

Die Information der familiären Erfahrung von Geburt wirkt ebenso auf ein neugeborenes Kind ein wie dessen persönliche Geburtserfahrung. Daher ist es nicht allein über eine sanfte Geburt möglich, die Ausprägung einer Neugeborenengelbsucht als Folge traumatischer Geburtserfahrung zu verhindern. Natürlich wird eine sanfte Geburt sehr förderlich für ein sanftes Ankommen sein. Darüber hinaus ist es allerdings wichtig zu erkennen, dass nicht die Neugeborenengelbsucht das Problem darstellt, sondern das zugrundeliegende Trauma. Die

Gelbsucht eines Neugeborenen ist eine Reaktion auf das Unvermögen des Organismus, eine Lebenserfahrung zu integrieren, und zeigt uns eine Notsituation an, in der lebensbejahend zu handeln geboten ist.

BILD EINER NEUGEBORENENGELBSUCHT

Das neugeborene Kind, welches gerade das Licht der Welt erblickt hat, ist noch nicht in der Lage, alle Reize der äußeren Welt zu verarbeiten. Die Gelbsucht erscheint als Folge des Schocks und spiegelt sich im gesamten Körpersystem wider. Alle Organe sind alarmiert, die Lebenskraft stockt, alle vitalen Funktionen erscheinen eingeschränkt. Verstärkte Müdigkeit kann auftreten, aber auch innere Unruhe ist möglich.

Werden auch verschiedene Arten von Neugeborenengelbsucht unterschieden, alle Verlaufs- und Erscheinungsformen haben gemeinsam, dass ein Teil des Blutes sich über das verträgliche Maß hinaus zersetzt und die Zerfallsprodukte unzureichend bis gar nicht abtransportiert oder ausgeschieden werden.

Bei dem Teil des Blutes, der bei der Neugeborenengelbsucht in erhöhtem Zerfall begriffen ist, handelt es sich um die roten Blutkörperchen. Die roten Blutzellen sind Spiegel für die Annahme des Lebens, für das Gefühl, vollkommen geliebt und im Leben willkommen zu sein. Eine jede Empfindung des Geliebt- und Willkommenseins im Leben zeigt sich im Blut über die roten Blutkörperchen. Egal, ob es sich um die im eigenen Leben gemachten Erfahrungen handelt oder um die Widerspiegelung familiärer Belastung, die Qualität der Annahme des Lebens zeigt sich über die roten Blutzellen und deren Fähigkeit, Träger des materiellen Lebens zu sein.

Über die Gelbsucht des Neugeborenen versucht der Organismus, ein Geburtstrauma, welches im Kind selbst oder bereits in der Familie liegt, in sich aufzulösen, um frei für ein Leben ohne Existenzangst zu sein. Das Auflösen des Traumas ist nicht nur wertvoll für das Leben des Kindes, sondern es bringt auch die Möglichkeit mit sich, dass Eltern, welche das ursprüngliche Trauma in sich oder ihren Ahnenreihen tragen, sich durch die neue Erfahrung mit ihrem Kind in Selbstheilung begeben.

Ganzheitlich vorbeugende Massnahmen

Im Falle der Furcht vor einer möglichen Neugeborenengelbsucht können werdende Eltern in der Schwangerschaft sowie auch unmittelbar bei der Geburt vorbeugend handeln durch Anregung von Lösungen in der familiären Grundsituation. Die Heilung von Themen der Familie ist am sinnvollsten einige Zeit vor der Geburt anzuregen. Am besten ist es sogar, sich eines Kinderwunsches frühzeitig bewusst zu werden und bereits *vor* der Schwangerschaft heilende Impulse in das Familiensystem zu geben, um dem Wunschkind den Weg in sein neues Leben zu erleichtern.

Klärung der familiären Grundsituation

Den Partner für das Leben suchen wir uns normalerweise nicht danach aus, wie die zwei Familien zusammenpassen, welche sich in einem Kind vereinen, auch zumeist nicht danach, wie die gesundheitliche Situation der Familien ist. Es gibt allerdings Naturvölker, welche bei der Partnerwahl die gesundheitlichen und materiellen Merkmale der Familien beachten.

Von Natur aus finden sich Menschen über ihr Herz und nicht über den Verstand oder die Analyse der Herkunft, wenn es heute auch leider verbreitet ist, sich einen Partner nach materiellen Gesichtspunkten zu wählen.

Dass wir Menschen uns über unsere Herzen zu Familien finden, ist wunderbar und nicht rational analysierbar. Zweifel an der Vernunft der Herzensbegegnungen gibt es nur in einer Welt aus Angst.

Gibt es allerdings in einer neugegründeten Familie Befürchtungen, dass durch familiäre Belastungen bei den Nachkommen Krankheiten entstehen könnten, so ist dies niemals ein Indiz, eine Verbindung als fehlerhaft zu interpretieren, sondern ein Hinweis darauf, familiär gespeicherte Lasten zu lösen. Jedes Kind, das geboren werden möchte, ist selbst Wunsch und Ausdruck dieser Heilung. Ein Kind bedeutet immer Hoffnung. Jedes einzelne Kind ist ein Beweis für die allmächtige und alles mit einschließende Liebe, in die wir immerwährend eingehüllt sind, auch wenn wir diese aufgrund eigener Verletzungen nicht mehr wahrnehmen können. Bereits jeder Kinderwunsch ist ein Impuls ganzheitlicher Heilung in den sich neu findenden Familien, jede Kinderwunscherfüllung bedeutet, den Weg der Heilung gemeinsam zu gehen.

Es ist sehr sinnvoll, Familiensituationen *vor* der Empfängnis eines Kindes wahrzunehmen und so weit wie möglich in Heilung zu bringen. Es zeigt sich immer alles zur rechten Zeit und dann, wenn es am besten lösbar ist: in der Schwangerschaft über den Organismus der werdenden Mutter oder später dann direkt beim Kind.

Indem auftretende familiär bedingte Themen bereits vor der Geburt zur Lösung angeregt werden, besteht eine bessere Chance für das empfangene Kind, leicht seinen Weg in das Leben anzutreten.

Möglichkeiten und Wege für ganzheitliche Lösungen bei Familienerbschaften und Krankheitsursachen in der Familie sowie Hinweise zu natürlicher Prophylaxe finden Sie im Kapitel *Von Natur aus immun.*

Die Geburt

Je sanfter und natürlicher eine Geburt verläuft und je freudvoller sie auch von Seiten der Mutter erfahren wird, um so weniger wird das neugeborene Kind dem Schock des Getrennterlebens von seiner ursprünglichen Einheit ausgesetzt. Um eine gute Geburtserfahrung zu erleben, benötigt es eine sichere und vor störenden Einflüssen abgeschirmte Umgebung. Licht, Temperatur, Geräusche, Düfte und Luftfeuchtigkeit sollten natürlich, sanft und angenehm sein. Die Mutter ist vor jeglichen angsteinflößenden Impulsen abzuschirmen, auch vor den kleinsten. Im Raum der Geburt sollten sich neben der Mutter nur ihr vollkommen vertraute Personen befinden, am besten nur der Ehemann sowie, wenn es als Hilfe gewünscht ist, eine Doula oder Geburtsbegleiterin, der beide Eltern vollkommen vertrauen und welche sie in diesen unvergleichlich besonderen Momenten von Herzen gern bei sich haben.

Eine natürlich gesunde Geburtspraxis ist heute leider nicht weit verbreitet und wird auch nicht gesetzlich gefördert. Die verschiedenen Möglichkeiten einer natürlichen Geburt sind heute wenig bekannt oder werden als ungut oder gar gefährlich angesehen. Es liegt also derzeit in der alleinigen Verantwortung der werdenden Eltern, wie die Geburt ihres Kindes verlaufen darf.

Die Entscheidung für eine möglichst natürliche Geburt unserer Kinder ist elementar für deren Entwicklung. Auch die Nabelschnur sollte nicht sofort durchtrennt werden; sie kann sogar bestehen bleiben, bis die Abnabelung von allein geschieht, wie bei der sogenannten Lotusgeburt. Für ein Neugeborenes ist es das Beste, wenn es die erste Zeit im Körperkontakt mit der Mutter verbleibt. Sobald es den Wunsch danach verspürt, kann es ganz natürlich gestillt werden. Muttermilch ist die natürlichste und gesündeste Ernährung für jedes Kind, und auch die erste Milch ist ganz besonders wichtig. Im ersten Lebenshalbjahr sollte ein Kind, soweit dies möglich ist, *ausschließlich* gestillt werden.

GANZHEITLICHE HILFEN
BEI NEUGEBORENENGELBSUCHT

Was die Eltern tun können

Zur Unterstützung einer Heilung bei Neugeborenengelbsucht ist es sinnvoll, mit dem Baby möglichst ununterbrochen im direkten liebevollen Kontakt zu bleiben. Es möchte angenehm warmgehalten werden und braucht den direkten Hautkontakt zur Mutter sowie möglichst viel natürliches Sonnenlicht.

Das Licht der Sonne symbolisiert uns Menschen von jeher unser Seelenlicht und die Quelle des Seins. Sonnenschein als Symbol des Lichtes der Liebe unter den Menschen schenkt Hoffnung und trägt generell zum menschlichen Wohlbefinden bei. Eine Bestrahlung mit UV-Licht hat nicht dieselbe Wirkung wie Sonnenlicht und sollte nur gewählt werden, wenn es keine andere Möglichkeit gibt, dem Kind sanft und schnell zu helfen. In schweren Fällen und bei ungünstiger Witterung ist vielleicht eine Kombination aus künstlichem UV-Licht und natürlichen Tageslicht möglich.

Doch auch die Nähe zu den Eltern, in dieser ersten Zeit besonders zur Mutter, das liebevolle Empfangen und Ins-Leben-getragen-Werden sind entscheidend für ein Wohlgefühl, am Leben zu sein. Spaziergänge mit dem Baby im Tragetuch bewirken ein tiefgreifendes Ja zum Leben und eine Überwindung der Lebensangst. Eine künstliche Phototherapie stimuliert zwar den Abbau des Bilirubins, fördert aber lediglich die Entgiftung der durch die Angst entstandenen Symptome, auf die Heilung der Ursache des Traumas hat dies keinen Einfluss.

Auch wenn die Wirkung der Sonne auf den Organismus unter dem Mikroskop in anderem Licht betrachtet werden kann, das reine Sonnenlicht ist für das psychische Wohlbefinden aller Menschen lebensnotwendig. Der messbare Wert des Vitamin D beispielsweise ist ein Ausdruck für das innere Empfinden der All-Verbundenheit im Leben. Fehlendes Vitamin D signalisiert immer eine Angst, von der Quelle des Lebens, von Geborgenheit und Sicherheit abgeschnitten zu sein.

Ganzheitliche Heilimpulse

Bei der Neugeborenengelbsucht haben wir es mit einer Lebensangst aufgrund traumatischer Geburtserfahrung zu tun. Infolge eines individuellen oder familiären Traumas zeigt sich entweder direkt bei der aktuellen Geburt eine akute lebensbedrohliche Situation oder das Kind prägt eine Neugeborenengelbsucht aus. In allen Fällen möchte ein Trauma in Lösung gebracht werden, bei dem es um die grundsätzliche Annahme des Lebens geht.

In der Klassischen Homöopathie sind zwei Mittel besonders gebräuchlich, welche bei einer Neugeborenengelbsucht ganzheitliche Heilung anregen können: in potenzierter Form Aconitum napellus sowie ab D6 Opium*. Beide Mittel werden generell erfolgreich bei der Auflösung akuter Schockzustände eingesetzt, wo die natürlichen Lebensfunktionen aufgrund des Traumas beeinträchtigt sind. Das homöopathische Mittel Opium wirkt im Bereich von Symptomen, die eher von lähmungsartiger Schwäche und Schläfrigkeit geprägt sind, Aconitum dagegen bei solchen, die von Überreizung mit Unruhe und Angst zeugen.

Es ist immer von Vorteil, wenn eine werdende Mutter bereits vor der Geburt ihres Kindes die ganzheitliche Beratung oder Behandlung durch einen klassisch arbeitenden Homöopathen erfährt, so kann dieser schnell und sicher das passende Heilmittel verordnen. Ist dies nicht der Fall, kann möglicherweise eines dieser beiden homöopathischen Mittel der Lebenskraft im Falle einer eintretenden Neugeborenengelbsucht helfen, einen Schockzustand sanft und schnell zu lösen.

Kristalle, welche hilfreiche Energien für eine sanfte Geburt in das Leben senden können, sind beispielsweise Larimar – besonders im Zusammenhang mit der fließenden Umstellung der Atmung – Amazonit, Rauchquarz und in erdigen bis roten Variationen Karneol, Jaspis und Achat, besonders Aprikosen- und Wasserachat. Hilfreiche Kristalle können von der Mutter schon vor der Geburt getragen werden, bei der Geburt in der Nähe sein oder auch dem Baby, gegen Verschlucken gesichert, mit in die Wiege gelegt werden. Auch das Anfertigen eines Mobiles mit ausgesuchten Kristallen ist eine Möglichkeit, diese Energien zu nutzen. Die Wahl der Kristalle sollte immer intuitiv erfolgen.

LERNERFAHRUNG DER NEUGEBORENENGELBSUCHT

Als eigene Erfahrung erlebt das Neugeborene bei der natürlichen Lösung einer Neugeborenengelbsucht ein gesundes Ankommen im Leben aus eigener Kraft, wobei sich die überwundenen Hindernisse nicht nur im eigenen Energiefeld, sondern auch im Familienfeld dauerhaft lösen können.

Hat ein Kind die Neugeborenengelbsucht aus eigener Kraft oder mit Anregung durch ganzheitliche Heilmittel überwunden, so ist der erste und fundamentalste Schritt im Leben vollbracht. Nicht jedes Kind zeigt bei dieser Hürde Symptome. Viele Kinder schaffen diesen Prozess leicht oder für ihr Umfeld gänzlich unbemerkt.

* Nach dem Betäubungsmittelgesetz ist Opium in Deutschland verschreibungspflichtig. Die homöopathische Verwendung durch Heilpraktiker ab der Potenzierung D6 ist in den Sonderbestimmungen des Betäubungsmittelgesetzes festgelegt.

Heilsame Übung: Willkommen

Diese Übung dient generell der Heilung der Familie in dem Wunsch und der Freude, am Leben zu sein. Sie dient auch der Stärkung der Lebenskraft und schenkt jedem Kind das Gefühl, in der Familie und im Leben von Herzen willkommen zu sein.

Halten Sie Ihr neugeborenes Kind im Arm (oder stellen Sie sich vor, dass Sie es im Arm halten) und schließen Sie die Augen. Sehen Sie innerlich, wie bei Ihrem Kind helles goldenes Licht durch alle Poren des Körpers strahlt, wie Licht aus den Augen und dem Mund strömt. Ihr Kind strahlt wie ein Stern, ist vollkommene Liebe. Sie werden ganz von diesem Licht erfüllt. Nun stellen Sie sich vor, wie alle Familienmitglieder der beiden Familien, die sich in diesem Kind vereinen, wie auch alle Ahnen um Sie und das Kind herum erscheinen. Sie und Ihr Kind werden liebevoll umringt. Am nächsten stehen Ihnen Ihr Partner, Ihre Eltern und Geschwister sowie die Eltern und Geschwister Ihres Partners. Dahinter erscheinen Ihre Großeltern und die Großeltern Ihres Partners und so weiter. Warten Sie bis auch die Urururururgroßeltern des Kindes mit erscheinen und damit einschließlich der Generation Ihres Kindes mindestens sieben Generationen versammelt sind. Es kann sein, dass Sie manche Gesichter klar wahrnehmen können und von anderen Mitgliedern der Familie nur Umrisse oder Schatten zu erkennen sind. Nehmen Sie es so an, wie es jetzt ist. Dann stellen Sie sich hin und sagen feierlich zu allen Angehörigen:

Ein neuer Stern ist in unserer Familie aufgegangen. Mit unserem Kind erstrahlt das Licht der Liebe wieder in unserer ganzen Familie.

Nun sehen Sie, wie das Licht des Kindes immer heller zu strahlen beginnt, immer heller und heller, dass es auch Sie und Ihren Partner berührt und durchströmt. Und weiter dehnt sich das Licht aus… Das Licht strahlt zu jedem Familienmitglied in allen Reihen der Ahnen. Schauen Sie, wie sich das Licht bis in die siebente Generation ausgedehnt hat. Sehen Sie dabei in alle Richtungen und schauen Sie Ihre Familienmitglieder freundlich an. Wenn das Licht alle berührt, so sprechen Sie feierlich zu Ihrem Kind:

Herzlich willkommen in unserer Familie. Du bist in Liebe empfangen und als Liebe geboren. Wir freuen uns, dass du nun da bist. Du segnest uns alle mit deinem Licht. Danke!

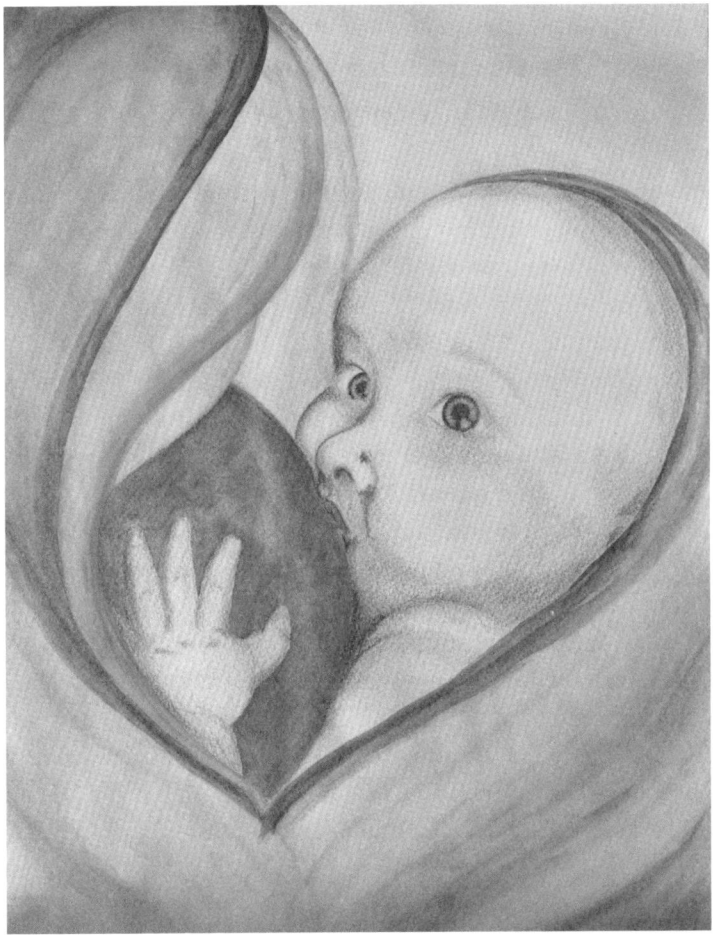

Das farbige Bild zu dieser Heilsamen Übung finden Sie als PDF-Vorlage zum Ausdrucken im Internet unter http://lichtchristall.de/kinder-heilung-bilder.

Dann spüren Sie, wie von allen Familienmitgliedern ein Lichtstrom zu Ihrem Kind zurückfließt, in den hintersten Reihen der Ahnen beginnend fließt nun Licht durch alle Familienmitglieder zu Ihnen und Ihrem Partner und durch Sie beide zu Ihrem Kind. So wie das Licht erstrahlt, fließt auch die Lebenskraft. Bedanken Sie sich für die Heilung! Kommen Sie nun wieder ganz im Hier und Jetzt an.

Der natürliche Wunsch nach Entfaltung und Reife

Jeder Mensch wünscht, sich im Leben zu entfalten. Jedes Kind, das geboren wird, erscheint mit einem unvorstellbaren Potential an Energien und Fertigkeiten, welche so gut wie nur möglich entwickelt werden möchten. Es besteht für einen Menschen nicht nur eine Notwendigkeit von Reife, um lebensfähig zu sein und mit den einwirkenden Energien der Umwelt zurechtzukommen. Die Seele trägt in sich auch den ausdrücklichen Wunsch nach Entwicklungsschritten. Der Wunsch unserer Seelen nach Entfaltung ist überhaupt der Grund, warum wir leben. Er ist die Ursache unserer irdischen Existenz.

Viele Menschen, welche außergewöhnliche und der Gesellschaft besonders nützliche Eigenschaften entwickeln, haben oft einen sehr schweren Lebensweg hinter sich und manchmal auch eine besonders schwierige Kindheit, bevor ihre Talente zum Ausdruck kommen. Die Etappen eines ebenso außergewöhnlichen wie schweren Lebensweges sind zumeist der Grund dafür, dass die Fähigkeiten überhaupt entwickelt wurden. Immer trägt die Situation der ganzen Menschheit dazu bei, wie schwer es besonders starke und heilsame Seelen haben, in dieses Leben zu kommen und so stark zu reifen, dass ihre Gaben die für alle Menschen und Mutter Erde notwendigen Früchte bringen. Und doch wünschen wir uns von Herzen, dass es allen Kindern gutgeht und ihre Entwicklung voller Freude stattfinden kann.

Allerdings können wir unseren Kindern ihre Lebensschritte nicht nehmen. Wir können ihnen nicht damit zu gesunder Reife verhelfen, indem wir alle möglichen Hindernisse aus dem Weg zu räumen suchen. Man kann einen jungen Vogel nicht vor Stürzen bewahren, wenn man ihm das Fliegen nicht erlaubt. Die Gefahr, dass er irgendwann einmal aus seinem Nest fällt, ist viel größer, wenn er niemals die Chance bekommt, das Fliegen selbst zu erlernen.

Ich glaube allerdings, wir können durch Achtsamkeit und Selbstheilung und indem wir unsere eigenen Entwicklungsschritte annehmen und stetig zu meistern suchen, unseren Kindern zeigen, welche vielfältigen Möglichkeiten der Reife es gibt. Wir stärken unsere Kinder damit und erleichtern ihnen ihre selbstgewählten Aufgaben. Ich glaube auch, dass es möglich ist, eine Welt zu erschaffen, in der es andere Reifeprüfungen gibt als die derzeitigen, einschließlich der Kinderkrankheiten. Ob ein Kind darüber hinaus seine Reifeschritte als leidvoll oder als erfreulich erfährt, hängt auch davon ab, was die Erwachsenen, besonders die Eltern, ihnen vorleben und ob sie die Lebensprüfungen des Kindes mit Angst oder Vertrauen betrachten. Ganz besonders bedeutungsvoll ist unsere Aufmerksamkeit, die Freude über das Hiersein unserer Kinder und das absolute Vertrauen in ihren Lebensweg.

Eine den Kindern von Herzen geschenkte Aufmerksamkeit und das Vertrauen in ihre Lebenskraft sind von entscheidender Bedeutung für einen glücklichen Weg kraftvoller Entfaltung, ganz gleich, welche Hürden zu meistern sind.

Die Lebenskraft

Alles, was lebt, lebt im Licht.
Alles, was existiert, strahlt Licht aus.
Alle Dinge empfangen ihr Leben vom Licht.
Und dieses Licht ist in seiner Wurzel selbst Leben.

THEOPHRASTUS BOMBASTUS VON HOHENHEIM (PARACELSUS)

Jeder Mensch existiert durch seine ureigene, ihn belebende und alles heilende Lebenskraft. Die Information des Lebens, der Gesundheit, Gesunderhaltung und Entwicklung stammt aus der Seele des Menschen, der ureigenen Quelle seiner Kraft. Diese Quelle ist reine Energie und besitzt alle Macht zur Heilung.

Ärzte, Heilpraktiker und Therapeuten sind im Idealfall sehr gute Beobachter eines Krankheitsgeschehens und ausgezeichnete Kenner ganzheitlich wirksamer Mittel und Methoden zur Anregung dieser alles belebenden Kraft. Körperliche Heilung kann niemals von außen geschehen. Einzig die natürliche Lebenskraft des Menschen ist in der Lage, die Balance im Körper zu halten oder wieder herzustellen.

Die Lebenskraft eines Menschen sowie deren ganzheitliche Anregung zur Heilung lassen sich gut am Bild eines Flusses beschreiben. Wenn ein gesunder Mensch geboren wird, so fließt die ihm gegebene Lebenskraft in seinem Flussbett des Lebens munter und kraftvoll voran. Das Flussbett spiegelt die Veranlagung des Menschen wider, seine Gaben und Erbschaften. Das Wasser spiegelt die reine ursprüngliche Seelenenergie wider, welche aus seiner Quelle stammt.

Mal fließen die Wasser des Lebens ruhiger dahin, mal auch etwas ungestüm, je nachdem, was das Leben an Herausforderungen bietet. Immer geht es weiter voran, aus der Quelle strömt es ewig. Einmal trübe gewordenes Wasser klärt sich so immer wieder von allein.

Ist das Flussbett nicht mehr natürlich, die Ufer zerstört oder begradigt worden, so kann der Fluss ins Stocken geraten oder über die Ufer treten. Glätten sich die Wogen durch das Wasser selbst, ewig gespeist aus seiner eigenen Quelle, geschieht die Heilung durch die ureigene Lebenskraft. Ohne äußere Hilfen bestehen immer wieder Gesundheit und Wohlbefinden.

Sind die Herausforderungen des Lebens verwickelt und die Quelle scheint fern oder fast vergessen, peitschen Stürme des Lebens die Wasser über die Ufer, oder das Wasser wird trübe und reinigt sich nicht von allein, so besteht die Gefahr, dass der Fluss versiegt. Dann ist es nötig, der Lebenskraft Hilfe zu geben, sich selbst zu reinigen und in neuen Fluss zu kommen. Ganzheitliche Mittel und Methoden, welche der Lebenskraft in akuten Krankheiten oder bei konstitutioneller Schwäche Impulse geben, besitzen eine ähnliche Wirkkraft.

Wenn allerdings der Fluss des Lebens in seinem Flussbett auf große Felsen trifft, oder ein umgefallener Baumstamm versperrt ihm den Weg, geht es um tiefe Blockaden, welche meist einer Erbschaft entstammen. Auch wenn zuvor ganzheitliche Mittel dem Fluss der Lebenskraft Klärung oder neuen Schwung geben konnten, geht es hier nicht weiter. Das Wasser schlägt vielleicht sogar wild im Schmerz gegen die Hindernisse, doch diese lassen sich dadurch nicht beseitigen. Eine den Fluss anregende Kraft verursacht noch stärkeren Schmerz über das unüberwindlich erscheinende Hindernis. Ererbte oder erworbene chronische Krankheiten sowie tiefe Traumata wirken wie solche scheinbar unlösbare Blockaden im Flussbett.

Um solche tiefsitzende Erbbelastungen zu lösen, wie es die Felsen oder quer liegenden Baumstämme verbildlichen, bedarf es Impulsen mit einer spezifischen Tiefen- oder Hebelwirkung, ganzheitlich wirkende Mittel, welche in der Lage sind, derartige Hindernisse zu heben oder beiseitezuräumen. In der klassischen Homöopathie werden solche Mittel als *miasmatisch* wirksam bezeichnet und können auch an ihrem sogenannten *Haltepunkt* erkannt werden. Über diese ist es möglich, tiefgehende Heilungsimpulse bis in die Reihen der Ahnen zu schenken.

Uns stehen immer vielfältige Möglichkeiten zur Aktivierung und Harmonisierung des Lebensflusses und auch zur Reinigung seines Flussbettes zur Verfügung. Wir müssen sie nur wahrnehmen. Wichtig ist zudem, zu erkennen, dass kein Fluss weiterfließen kann, wenn er von seiner Quelle getrennt wird.

Was die Kinderkrankheiten betrifft, so ist es wichtig zu erkennen, dass diese selbst große Hebel- und Tiefenwirkungen besitzen. Kinderkrankheiten stellen Ausheilversuche für tiefsitzende ererbte Blockaden dar und werden durch die Lebenskraft selbst angeregt.

Gesundheit und Krankheit

Gesundheit ist ein Zustand der Balance. Dieser ist natürlich gegeben, sobald ein Mensch mit seiner Umwelt grundlegend in Harmonie schwingt. Alles Leben ist Ausdruck von Schwingung. Im Leben fein zu schwingen und dabei immer wieder in einen neuen Zustand von Harmonie zu gelangen, ist ein ganz natürlicher Prozess des Menschen in der Auseinandersetzung mit seiner Umwelt und dient seiner Entwicklung.

Krankheit ist immer eine Antwort auf einen Zustand anhaltender Disharmonie. Krankheit erscheint niemals als Makel, sondern als Hinweis und als Stufe in der Entwicklung eines Menschen zur Balance auf einer neuen Ebene. Jede akute Erkrankung stellt einen Versuch dar, die neue Ebene aus eigener Kraft zu erreichen.

Die menschliche Entwicklung und alle darin enthaltenen Auseinandersetzungen mit der Umwelt fließen zumeist unmerklich und ohne Störungen. Eine Krankheit manifestiert sich als Hilfe zur weiteren Entwicklung immer nur dann, wenn die Schritte zur nächsthöheren Ebene von Harmonie schwierig oder gerade unmöglich sind. Jede akute Krankheit ist mit der Mobilisierung der Lebenskraft verbunden, welche die einzige Kraft ist, die zu Heilung führen kann. Jeder erfolgreich überwundene Krankheitsprozess führt zu einer Reifeerkenntnis und Bewusstseinserweiterung.

Sogenannte Risikofaktoren oder eine genetische Veranlagung, Viren, Bakterien, Pilze, Unfälle oder Verletzungen können sich natürlich als begleitende Umstände einer Erkrankung zeigen und ein bestehendes Ungleichgewicht sichtbar machen, sind aber niemals deren Ursache. Die eine Krankheit begleitenden Symptome sind weniger fehlerhafte

Erscheinungen, als vielmehr kluge Hinweise eines intelligenten Körperwesens auf die Störung des inneren Gleichgewichts und der damit verbundenen Anregung zur Selbstheilung.

In einer Heilung wird immer die Gesamtheit einer Disharmonie aufgelöst. Bei einer Linderung oder der Beseitigung von nur einzelnen Symptomen geschieht keine Heilung, sondern nur Unterdrückkung oder Veränderung der Krankheit. Überwindung von Krankheit bedeutet immer die Erreichung einer neuen Harmonie, eines höheren Niveaus in der eigenen Entwicklung, während sich *alle* Symptome in der Heilung selbst auflösen, weil sie überflüssig geworden sind.

Das Immunverhalten eines Kindes ist ganz und gar auf die spontane und akute Herstellung von Immunität ausgerichtet, sobald sich eine Herausforderung bietet. Chronisch manifeste Krankheitsformen treten von Natur aus bei Kindern eher selten in Aktion, es sei denn, die Lebenskraft des Kindes wird bereits früh untergraben. Chronische Erbbelastungen zeigen sich jedoch immer über bestimmte Zeichen, sogenannte Stigmata, welche erfahrene Therapeuten identifizieren können. Ist die Lebenskraft nicht mehr in der Lage, spontan zu reagieren, können auch Kinder früh unter chronischen Erkrankungen und unfruchtbaren Heilversuchen leiden, so wie wir es heute leider oftmals erleben müssen. Wird die Lebenskraft jedoch gefördert, kann jedes Kind in akuten Auseinandersetzungen zu Lösungen chronischer Belastungen finden.

Aufgrund der noch starken Anbindung an seinen Ursprung besitzt der Mensch zu Beginn seines Lebens eine höchst wirksame Lebenskraft sowie ein höheres Bewusstsein von Harmonie. Aus diesem Grund, da leichter zum Erfolg führend, finden akute Auseinandersetzungen mit ererbten Belastungen vorrangig in den ersten Lebensjahren statt.

Fieber

Gebt mir die Macht, Fieber zu erzeugen,
und ich heile jede Krankheit.

PARAMEDIS

Die Fähigkeit eines Kindes, Fieber zu entwickeln, ist ein Zeichen starker und gesunder Lebenskraft. Umgekehrt sollte daraus jedoch nicht geschlossen werden, dass ein Kind, welches weder Fieber noch Krankheit entwickelt, keine starke Lebenskraft besitzen würde. Ein jeder Fall von Krankheit ist so individuell zu betrachten wie jeder Mensch.

Fieber ist eine Reaktion der Lebenskraft, sich spontan mit einem Konflikt auseinanderzusetzen, um eine höhere Harmonie unter Berücksichtigung bislang unbekannter Energien zu erreichen. Fieber ist in der heutigen Zeit eines der wichtigsten Hilfsmittel des Immunsystems zur Erreichung einer höheren Reife. Jedes Kind möchte in seiner Entwicklung zum erwachsenen Menschen bestimmte Reifeprozesse durchlaufen, die sein Selbstbewusstsein Schritt für Schritt erweitern.

Da wir aufgrund unseres kollektiven Verhaltens unseren Kindern gesellschaftlich und familiär heute zu wenige Möglichkeiten bieten, in ihrem Bedürfnis nach höherem Selbstbewusstsein Reifeschritte zu unternehmen, spielen sowohl das Fieber als auch die Kinderkrankheiten eine Art leidlichen Ersatz für die Reifeprüfungen, welche ein Kind sich in seinem Wachstum wünscht.

Effektives Fieber ist immer eine Höchstleistung des kindlichen Organismus zur Meisterung eines Konfliktes, den das Kind in sich hineingezogen, mit dem es sich angesteckt hat, um eine empfundene Disharmonie in sich selbst zu erlösen. Gesundes Fieber sollte niemals eingedämmt oder verändert werden. Einzig und allein sollte das Kind darin unterstützt werden, gesundes Fieber zur Meisterung seiner Prozesse zu entwickeln, um mit einer neuen gesunden Reife aus einem Entwicklungsschritt hervorzugehen. Aufgrund der vielen widersprüchlichen Informationen über Fieber und des weitverbreiteten Missverständnisses, Fieber sei eine Krankheit, ist es wichtig, das Fieber genauer zu betrachten und zu verstehen, was es mit dem Fieber auf sich hat. Die Fähigkeit,

Fieber zu entwickeln ist, nebenbei bemerkt, die beste Krebsvorsorge, die es gibt. Menschen, welche an Krebs erkranken, haben oft zuvor viele Jahre oder gar Jahrzehnte kein Fieber mehr entwickeln können.

Ich möchte zuerst eine Unterscheidung in gesundes und unvollständiges Fieber vornehmen. Darin darf deutlich werden, wann ein Kind Unterstützung benötigt und wann es eher kontraproduktiv ist, einem Kind Behandlungen zuteil werden zu lassen. Neben den pharmazeutischen Fieber- und Entzündungshemmern können sogar Hausmittel und homöopathische Potenzen unter Umständen wichtiges Fieber dämmen oder verhindern. Kann ein Kind das für die Meisterschaft eines Konfliktes notwendige Fieber nicht entwickeln, so steigt immer die Gefahr von Komplikationen. Daher ist es enorm wichtig, gesundes Fieber *immer* wirken zu lassen.

GESUNDES FIEBER

Steht einem Kind ein innerer Reifeschritt bevor, so bewirkt die gesunde Lebenskraft in der Regel einen Anstieg der Körpertemperatur auf einen Wert über 39 und unter 41 Grad Celsius. Der optimale Temperaturbereich des Fiebers, bei welchem sich aufgeklärte Eltern meist auch keine Sorgen machen, liegt bei 39,5 bis 40,5 Grad Celsius. In diesem Temperaturbereich werden die Zellen des Immunsystems erst richtig aktiv und befähigt, fremde Stoffe zu finden, zu binden und zu entsorgen, was nicht integriert werden möchte. Kinder mit einer besonders starken Lebenskraft entwickeln zuweilen sogar Temperaturen von 41 bis 41,5 Grad Celsius, ohne dass seelische oder körperliche Probleme auftreten, während jegliche fiebersenkenden Maßnahmen versagen. Ich habe dies selbst bei meinen Kindern erlebt. Über die Grenze von 41,5 Grad Celsius stieg das Fieber jedoch nie, als hätte es dort eine unsichtbare Grenze gegeben. Ab einer Körpertemperatur von etwa 42 Grad Celsius würde sich das Eiweiß im Körper zu zersetzen beginnen. Die Erfahrungen aus Familie und Praxis haben mich darüber hinaus gelehrt, dass Kinder, welche hohes Fieber entwickeln, gar keine oder nur wenige Symptome oder Beschwerden des zugrundeliegenden Infektes ausprägen. Manchmal war bei derart immunstarken Kindern hohes Fieber das einzige Zeichen eines gemeisterten Konfliktes.

Im Anschluss an eine gesunde Fiebererfahrung ist ein Kind vollkommen gesund und zumeist ausgeglichener als vor dem Prozess. Es hat eine innere Reifung stattgefunden. Sind während eines solchen Fieberprozesses medizinisch manchmal Bakterien oder deren Toxine in den Ausscheidungen nachweisbar, ohne dass sonstige Merkmale einer Krankheit auftreten, werden diese lediglich ausgeschieden. Auf solche Weise, so habe ich es erlebt, setzen sich Kinder auch mit inzwischen antibiotikaresistenten Begleitkeimen auseinander. Einige Tage nach dem Fiebererfolg sind dann Urin und Blut wieder vollkommen ohne Befund.

Um gesundes Fieber von unvollständigem oder behandlungsbedürftigem Fieber zu unterscheiden, müssen wir das fiebernde Kind gut beobachten und wahrnehmen. Im Grunde spüren Eltern, die sich die Zeit und die Ruhe für ihr fieberndes Kind nehmen, sehr gut, wie es ihrem Kind geht und ob es Hilfe benötigt. Aber durch die Informationen, denen wir täglich ausgesetzt sind, verbunden mit dem Zeitmangel, der in den meisten Familien herrscht, wird das Gefühl und die innere Stimme oft zu wenig geschätzt – leider. Es ist dann oft nicht leicht, die notwendige Ruhe zu finden, um das kranke Kind in seinem Prozess wirklich gut wahrzunehmen. Doch die richtige Wahrnehmung ist wichtig, um einem kranken Kind eine Hilfe zu sein. Gesundes Fieber und Behandlungsbedürftigkeit können in der Regel gut voneinander unterschieden werden.

UNVOLLSTÄNDIGES FIEBER UND BEHANDLUNGSBEDÜRFTIGKEIT

Das erste und wichtigste, was bei der Beurteilung von Fieber zu beachten ist, ist die Tatsache, dass die Behandlungsbedürftigkeit eines fiebernden Kindes nicht anhand der Höhe des Fiebers in Grad zu bemessen ist! Fieber an sich ist weder Krankheit noch behandlungsbedürftig.

Fieber ist ein Ausdruck spontaner, kraftvoller Aktivität der Lebenskraft. Die Höhe der Körpertemperatur richtet sich nach der Dynamik der Lebenskraft sowie des zu lösenden Konfliktes. Ob die

Lebenskraft im Falle einer Erkrankung erfolgreich wirken kann, hängt davon ab, welchen Bedingungen sie unterliegt. Es ist immer das Milieu, in welchem Krankheit entstehen und wurzeln kann, niemals das Fieber oder sogenannte Erreger.

Der Unterschied zwischen einem gesunden Fieber und einer Störung, welche eine Behandlungsnotwendigkeit anzeigt, kann anhand folgender Kriterien über das Befinden des erkrankten Kindes beurteilt werden:
- Psychische Verfassung im Wachzustand
- Qualität des Schlafes
- Durst, Flüssigkeitsaufnahme und Wasserhaushalt
- Dauer des Fiebers
- Allgemeines körperliches Befinden
- Fieberverlauf
- Nahrungsaufnahme

Bei allen Beurteilungskriterien muss immer das Alter des Kindes beachtet werden, daher gibt es zu den einzelnen Kriterien keine sogenannten Richtwerte. Und es darf bei allem Betrachten *immer* das Gefühl mit einbezogen werden. Nicht nur jedes Kind, sondern auch jede Erkrankung und jeder Heilungsweg sind individuell und als solche zu betrachten. Es geht in erster Linie immer um das Befinden des Kindes und um das Wirken seiner Lebenskraft, weniger um Laborwerte und Gradzahlen!

Stellt sich eine Behandlungsnotwendigkeit dar, so ist es niemals das Fieber, das behandelt wird, sondern das Kind in seiner Lebenskraft. Die Behandlung sollte für die Lebenskraft stärkend oder regulierend wirken, nicht unterdrückend. Nach erfolgreicher Behandlung ist es sogar möglich, dass das Fieber ansteigt, während sich das Kind in einer besseren Verfassung befindet.

Die psychische Verfassung im Wachzustand

Ein fieberndes Kind sollte im Wachzustand ansprechbar und bei Sinnen sein. Es darf durchaus müde und geschafft wirken und ein großes Schlafbedürfnis haben. Es sollte grundlegend ruhig wirken und frei von Angst. Falls ein Säugling erkrankt, ist es wichtig, auf den Augenkontakt zu achten, um zu erkennen, ob das Kind auf vertraute Personen reagiert.

Eine Behandlungsnotwendigkeit ergibt sich, wenn das fiebernde Kind unter Angst oder Unruhe leidet, viel weint oder gar schreit. Wenn es vertraute Personen nicht mehr erkennt, unter Wahnvorstellungen zu leiden droht oder gar das Bewusstsein verliert, ist es wichtig, sofort medizinische Hilfe in Anspruch zu nehmen. Es ist natürlich ganz wichtig, zu unterscheiden, ob ein Kind schläft oder bewusstlos ist. So muss auch der Schlaf eines kranken Kindes betrachtet werden. Im Zweifelsfall oder bei Angst, die Situation nicht richtig einschätzen zu können, ist medizinische Hilfe immer die richtige Wahl.

Die Qualität des Schlafes

Zu allererst ist zu bedenken, dass ein erkranktes und fieberndes Kind ein höheres Schlafbedürfnis hat als ein gesundes. Es ist möglich, dass ein krankes Kind bei hohem Fieber über einen Zeitraum von ein bis drei Tagen mit kleinen Unterbrechungen zum Trinken fast ausschließlich schläft. Da bei akut erkrankten Kindern der gesamte Organismus Höchstleistungen vollbringt und verstärkt Abwehrkräfte bildet, sind leichte Unruhe und Erscheinungen von Kopf-, Rücken- und Gliederschmerzen ganz normal, dürfen den Schlaf aber nicht grundlegend beeinträchtigen. Ein fieberndes Kind sollte immer wieder einmal wach sein, um ausreichend Flüssigkeit zu sich zu nehmen.

Durst, Flüssigkeitszufuhr und Wasserhaushalt

Unabhängig vom Alter des erkrankten Kindes ist zu beachten, dass gänzlich fehlender Durst immer eine Behandlungsbedürftigkeit anzeigt. Je nach Alter des Kindes kann eine fehlende Flüssigkeitszufuhr zu lebensbedrohlichen Zuständen führen. Gerade bei Säuglingen ist es wichtig, dass diese ausreichend mit flüssiger Nahrung, am besten mit Muttermilch versorgt werden. Ist dies nicht möglich, sollte ein fieberndes Kind zumindest reines, klares Wasser zu sich nehmen können. Gerade bei Säuglingen ist auf Zeichen beginnender Austrocknung zu achten, welche sehr schnell zu einer Lebensgefahr werden kann. Als Alarmzeichen gelten, wenn die Windeln über viele Stunden trocken bleiben oder die Haut ihre Elastizität verliert.

Der Vorteil des Stillens ist, dass sich die Muttermilch durch die enge Bindung von Mutter und Kind im Falle der Krankheit eines Kindes an die Situation anpasst. Die Muttermilch enthält dann weniger stark nährende, dafür mehr leicht verdauliche Inhaltsstoffe, auch der Wasseranteil ist höher. Muttermilch ist generell die allerbeste Nahrung mit gleichzeitig optimaler Flüssigkeitsversorgung in den ersten sechs Lebensmonaten und durch nichts ersetzbar. Auch nach dem ersten Lebenshalbjahr ist Muttermilch noch lange eine ideale, wenn auch nicht mehr alleinige Nahrungsquelle. Im Falle hoch akuter Erkrankungen hat es die Natur so eingerichtet, dass Kleinkinder sogar für ein paar Tage wieder vollständig auf Stillmahlzeiten umsteigen oder im Extremfall auch ein paar Tage gar keine Muttermilch zu sich nehmen, während die Muttermilch nicht versiegt. Gestillte Kinder erhalten immer eine optimale Ernährung und Flüssigkeitszufuhr während sie ihren inneren Prozess meistern. Kein Labor der Welt ist in der Lage, solch ideale Zusammensetzung frühkindlicher Nahrung auszurechnen oder gar eine solche Lebensmittelqualität für Säuglinge und Kleinkinder zu ermöglichen, wie es die Natur für Mutter und Kind eingerichtet hat. Weitere Informationen zum Stillen finden Sie in der weiterführenden Literatur, wie im Anhang empfohlen.

Dauer des Fiebers

Bei Kindern im Alter von über einem Jahr klingt ein gesundes Fieber nach spätestens drei Tagen wieder ab. Die Dauer eines guten und produktiven Fiebers liegt bei einem Tag bis maximal drei Tagen. In den ersten neun Lebensmonaten fiebern Kinder normalerweise gar nicht, vor allem wenn sie gut umsorgt und gestillt werden sowie in einem familiär gesunden Umfeld aufwachsen dürfen. Kinder mit einem natürlichen Nestschutz, welcher nicht allein über die Muttermilch sondern auch über eine liebevolle und familiär orientierte Betreuung gegeben wird, werden natürlicherweise in den ersten neun Lebensmonaten gar nicht krank und fiebern auch nicht. Gelegentlich auftretende Schübe erhöhter Temperatur und vorübergehenden Unwohlseins während der Zahnung gelten nicht automatisch als Krankheit, wenn dies nach ein paar Tagen wieder vergeht.

Bei fiebernden Kindern ist immer dann Achtung geboten, wenn sie jünger als sechs Monate sind oder das Fieber länger als drei Tage anhält.

Allgemeines körperliches Befinden

Bei Fieber treten meist Begleiterscheinungen wie Knochen- und Muskelschmerzen oder allgemein Kopfweh, Rücken- und Gliederschmerzen auf. In einem gewissen Maße sind solche Symptome erträglich und tragen eher dazu bei, dass das kranke Kind viel schläft. Weiterhin können Übelkeit und leichte Durchfälle auftreten, da der Organismus alle Kräfte zur Abwehr zentralisiert und sich in dieser Zeit weniger um die Verdauung kümmern kann.

Werden durch Schmerzen, ganz gleich welcher Art, Weinen oder gar Schreien sowie stärkere Schafstörungen ausgelöst, so braucht das Kind auf jeden Fall eine professionelle Unterstützung für seine Heilung.

Auch der Wasserhaushalt spielt für die Beurteilung von Fieber eine Rolle. So ist eine Behandlung bei anhaltendem Durchfall oder Erbrechen angesagt, um einem Flüssigkeits- und Mineralstoffmangel vorzubeugen oder diesen auszugleichen. Fehlt einem Kind der Schweiß, der einer jeden Fieberphase als Zeichen der Entlastung folgen muss, ist dies ebenfalls ein Anzeichen für eine Behandlungsbedürftigkeit.

Fieberverlauf

So wie die Lebenskraft, welche allein ein dem Prozess angemessenes Fieber erzeugen kann, eine lebendige Schwingung darstellt, so besitzt auch das Fieber selbst eine natürliche Schwingung. Fieber tritt immer wellenartig auf in einander abwechselnden Energiezuständen, wie von Yin und Yang. Jede der aufeinanderfolgenden Fieberphasen hat denselben Aufbau:

- 1. Wellenanstieg – Zunahme der Lebenskraftwirkung unter Anspannung und Zentralisierung der Kräfte im Organismus, Zunahme von Hitze und Trockenheit, eher ohne Schweiß.
- 2. Wellenplateau – Anspannung, Zentralisierung, Erhitzung und Trockenheit haben ihren Höhepunkt erreicht, Fieber steigt nicht weiter, es kündigt sich eine gewisse Ruhe an.

- 3. Wellenausklang – Erholung und Sammlung der Lebenskraft mit Entspannung und Dezentralisierung der Kräfte im Organismus, Feuchtigkeit, Schweißabsonderung, Abklingen von Hitze. Insgesamt, die einzelnen Phasen in sich bergend, besitzt das Fieber ebenfalls eine aufsteigende, eine ruhende und eine abklingende Eigenschaft. Fieber kann in einmaliger Kurve oder intermittierend, also wiederholt auftreten.

Ein fieberndes Kind ist immer behandlungsbedürftig, wenn Entspannungsphasen und Schweiß ausbleiben. Tritt nach Abklingen von Fieber einige Zeit später erneut hohes Fieber auf, also haben wir es mit intermittierendem Fieber zu tun, ist sehr wahrscheinlich eine Behandlung notwendig, da möglicherweise mit Komplikationen zu rechnen ist.

Hinweis: Ein erkranktes Kind ist vor allem dann behandlungsbedürftig, wenn es bei quälenden körperlichen Symptomen gar nicht in der Lage ist, ausreichend hohes Fieber zu entwickeln.

Nahrungsaufnahme

Während ein Kind hoch fiebert, wird es wahrscheinlich keinen oder wenig Appetit haben. Hat ein Kind besondere Wünsche, so ist immer darauf zu achten, dass das, was es zu sich nimmt, so leicht wie möglich verdaulich ist. Im Grunde ist es für hoch fiebernde Kinder in einem Alter von über zwei Jahren und bei entsprechender körperlicher Verfassung am besten, ein bis zwei Tage lediglich Wasser und Tee sowie eventuell leicht verdauliche Suppen und Säfte oder Obst zu sich zu nehmen, wenn der Appetit fehlt.

Bei kleineren Kindern, vor allem bei Säuglingen im ersten Lebenshalbjahr, ist es notwendig, dass leichte Nahrung aufgenommen wird. Hier möchte ich noch einmal auf die Vorteile des Stillens verweisen. Im Falle einer hoch akuten Erkrankung kann so das Kind wieder etwas mehr gestillt werden und bekommt eine optimale Versorgung mit Flüssigkeit und wichtigen leicht verdaulichen Nährstoffen.

Wenn Kinder, die älter als zwei Jahre und von ihrer Konstitution her robust genug sind, während einer hoch fieberhaften Erkrankung drei

Tage lang keinen Appetit haben, so ist das je nach Gesamtverfassung vertretbar, solange ausreichend Flüssigkeit aufgenommen wird. Nach solchen drei Diättagen sollte allerdings der Appetit auf leicht verdauliche Nahrung zurückkommen.

GANZHEITLICHE IMPULSE FÜR DIE LEBENSKRAFT

Bedingungen

Allgemein ist bei Fieber, ob behandlungsbedürftig oder nicht, immer wichtig, dass sich das kranke Kind in einer vertrauten sowie ruhigen und reizarmen Umgebung erholen und ausschlafen kann. Es sollte mindestens ein nahes Familienmitglied, wie Mutter oder Vater für die Betreuung anwesend sein. Es muss durch regelmäßiges Lüften und gegebenenfalls über einen Wechsel von durchgeschwitzter Kleidung und Bettwäsche dafür gesorgt werden, dass das Kind ausreichend Sauerstoff erhält und sich verhältnismäßig trocken und sauber fühlt. Dabei ist jede Form von Zugluft zu vermeiden. Einem fiebernden Kind darf besonders dann, wenn es geschwitzt hat, nicht kalt werden. Baden und Duschen sowie jede Form der Abkühlung feuchter Haut sind unbedingt zu unterlassen. Es ist immer für angenehme Wärme und sauerstoffreiche Luft zu sorgen. Der Körper eines fiebernden Kindes kann mit klarem, warmem Wasser, Waschlappen und milder natürlicher Seife Bereich für Bereich so gereinigt werden, dass das Kind niemals ganz nass ist oder mit feuchter Haut kalt werden kann.

MITTEL UND METHODEN

Einem fiebernden Kind ohne Anzeichen einer meldepflichtigen Infektionskrankheit können Sie bei Behandlungsbedürftigkeit folgende Unterstützung anbieten:

Wenn die Körpertemperatur rasch über 40,5 Grad steigt und das Kind in angemessener psychischer Verfassung ist und auch nicht unter Schmerzen leidet, können Waden- oder Brustwickel helfen, die Temperatur im gesunden Fieberbereich zu halten. Achten Sie darauf, dass das Fieber nicht zu weit absinkt, und denken Sie daran: Die Fieberkräfte sind »die Guten«, eine Fiebersenkung unter 39,5 Grad kann den Heilungsprozess behindern. Achten Sie immer auf alle anderen Symptome, besonders auf die Gemütsverfassung des Kindes. Tritt Benommenheit oder große Unruhe auf, weint oder schreit das Kind wegen Unwohlsein und Schmerzen, so holen Sie schnellstmöglich medizinische Hilfe!

Wadenwickel

Achtung: Wadenwickel dürfen nur angewendet werden, wenn die Füße warm genug sind, ansonsten sind die weiter unten beschriebenen Brustwickel zu nutzen.

Tauchen Sie zwei Handtücher in zimmerwarmes Wasser – das Wasser darf nicht zu kalt sein – und wringen Sie diese aus. Wickeln Sie um je einen Unterschenkel des fiebernden Kindes ein Tuch. Achten Sie darauf, dass das Kind im Kopf- und Rumpfbereich keine Zugluft abbekommt oder kalt wird. Wickeln Sie weitere trockene Tücher um die Beine, um die Bettwäsche trocken zu halten. Die Wadenwickel können zwei bis drei Minuten wirken, bevor sie erneuert werden. Es ist wahrscheinlich notwendig, die Wadenwickel über etwa eine halbe Stunde immer wieder zu erneuern, damit der Impuls für den Organismus ausreicht.

Bekommt das fiebernde Kind währenddessen kalte Füße oder Beine, so nutzen Sie die Brustwickel.

Brustwickel

Wenn die Lebenskraft alle Energie im Körper versammelt und das fiebernde Kind kalte Hände und Füße hat, so dürfen keine Wadenwickel angewendet werden, sondern Brustwickel.

Achtung: Das Wasser darf besonders am Rumpf nicht zu kalt sein! Die Lebenskraft ist hoch aktiv, kaltes Wasser könnte einen körperlichen Schock auslösen, was die Lebenskraft blockiert. Also bitte Finger weg von allen kalten Anwendungen am Rumpf! Anwendungen von Eiswürfeln oder gar kalten Bädern können ein akut fieberndes Kind durchaus in Lebensgefahr bringen.

Gegen kalte Füße helfen warme Strümpfe aus natürlichem und atmungsaktivem Material. Am besten ist es, die Haut der Füße direkt mit Baumwolle zu umgeben und außen herum mit wärmender Wolle. Oft reizt Wolle direkt auf der Haut zu sehr, und Baumwolle nimmt abgesonderten Schweiß gut auf.

Achten Sie darauf, dass der Raum für das Kind angenehm temperiert ist und meiden Sie jede Form von Zugluft. Tauchen Sie ein großes Tuch in zimmerwarmes Wasser und wringen es gut aus. Wickeln Sie dem Kind das Tuch um die Brust und außen herum ein trockenes Handtuch oder eine dünne Decke, um die Bettwäsche trocken zu halten. Auch die Brustwickel sind nach einigen Minuten zu wechseln, während die Prozedur mindestens zwei bis drei Mal durchgeführt werden muss, um Erfolg zu haben, dabei ist immer wieder zu prüfen, wie hoch die Körpertemperatur ist. Das Fieber sollte nicht unter 39,5 Grad Celsius sinken.

Klassische Homöopathie

Es ist immer die beste Voraussetzung, wenn Ihr Kind konstitutionell bei einem erfahrenen und klassisch arbeitenden Homöopathen in Beobachtung oder gegebenenfalls Behandlung ist. Eine Mittelwahl im Falle akuter fieberhafter Zustände kann dieser meist sehr schnell und unkompliziert treffen, wenn ihm Ihr Kind bekannt ist.

Die bekanntesten und in ihrer Heilwirkung am meisten als wirksam erfahrenen homöopathischen Mittel bei hohem Fieber sind Aconitum und Belladonna. Diese Mittel sind auch für Laien oft gut zu unterscheiden und können im Zweifelsfall nacheinander verabreicht werden.

Verabreichung homöopathischer Mittel bei Fieber

Geben Sie dem Kind direkt ein paar Globuli unter die Zunge. Je akuter eine Situation ist, um so schneller muss ein gut gewähltes homöopathisches Mittel seine Wirkung entfalten, also bei hohem Fieber nach wenigen Minuten bis maximal einer viertel Stunde. Spüren Sie, dass das Mittel zwar gut wirkt, aber nicht ausreicht, lösen Sie noch einmal einige Globuli in Wasser auf und geben Ihrem Kind von dieser Lösung im Abstand einiger Minuten immer mal wieder einen Schluck. Dies kann, wenn das Mittel hilft, so lange geschehen, bis die kritische Situation überstanden ist oder sich eine Erstverschlimmerung einstellt.

Sie können auf diese Weise mit allen üblichen homöopathischen Potenzen vorgehen. Bei tiefen D-Potenzen, wie D4, D6 oder D12, ist es auch möglich, Globuligaben auf die Zunge zu wiederholen. Bei höheren Potenzen ab der C30 ist es wichtig, nur *eine Gabe* auf die Zunge zu geben. Eine gegebenenfalls notwendige Wiederholung des Mittels sollte über die Wasserglasmethode erfolgen: einmalig einige Globuli in einem Glas frischen Wassers auflösen und gut umrühren, dabei Gegenstände aus Glas, Porzellan, Holz oder Plastik verwenden, kein Metall. Von dieser Lösung kann je nach Dynamik des Zustandes im Abstand von einigen Minuten bis zu Stunden immer mal wieder ein Teelöffel der Lösung eingenommen werden. Ist das Wasser im Glas fast aufgebraucht, so kann es mit frischem Wasser aufgefüllt werden. Wichtig ist es, die Lösung vor jeder Einnahme gut umzurühren.

Aconitum napellus – Eisenhut, Sturmhut

Das Kind fiebert hoch, ist sehr unruhig und auffallend ängstlich oder beunruhigt und kann über Schmerzen klagen. Ein Zustand, der Aconitum erfordert, tritt häufig auch nach Unterkühlung bei trockener Kälte oder auch nach übermäßiger Erwärmung in trockener Sommerhitze auf.

Der Organismus kommt offenbar nicht über die Erhitzungsphase hinaus. Das Fieber steigt, und es fehlt die Absonderung von Schweiß oder dieser ist vermindert. Dem Kind geht es sofort besser, wenn es zu schwitzen beginnt. Das Gesicht kann von der Hitze stark gerötet sein oder blass beim Aufrichten vom Liegen. Das Kind kann durstig sein, wird jedoch eher nur kleine Schlucke zu sich nehmen können.

Atropa **Belladonna** – Tollkirsche

Das Kind ist bei hohem Fieber benommen und lässt sich schwer aus dem Schlaf aufwecken; es kann sein, dass es deriliert und vertraute Personen oder seine Umgebung nicht mehr erkennt. Darüber hinaus kann eine erhöhte Empfindlichkeit gegen Licht und Lärm sowie große Reizbarkeit auftreten. Im schlimmsten Fall verliert ein Kind in solchem Zustand das Bewusstsein. Rufen Sie in diesem Fall sofort ärztliche Hilfe!

Ein Zustand, der Belladonna erfordert, tritt eher nach Unterkühlung bei feuchter Kälte oder einer Abkühlung nach Schwitzen auf. Ursache kann ebenso ein Kaltwerden nach einem Schwimmbadbesuch sein wie auch nach dem Haareschneiden, im Sommer wie im Winter und besonders im Frühjahr, immer dann, wenn das Kind nach einer Erwärmung mit Schweiß kalt geworden ist.

Der Organismus schafft es hier nicht, die feuchte Fieberphase zu vollenden. Es taucht zwar Schweiß auf, aber wahrscheinlich, ohne dass dieser Erleichterung bringt. Das Kind kann durstig sein, aber Angst vor dem Trinken haben, oder der Durst fehlt gänzlich. Auffällig sind meist die stark erweiterten Pupillen und ein sichtbares Pochen an den Schläfen und in Bereichen starker Adern. Auch pochende Schmerzen sind typisch, wenn das Kind bereits etwas mitteilen kann.

Bei Unsicherheit, wie Sie den Zustand des Kindes beurteilen und welches Mittel Sie bei hohem, behandlungsbedürftigem Fieber wählen sollen, geben Sie zuerst Aconitum und, wenn dies nicht hilft, Belladonna.

Nutzen Sie alle natürlichen fiebersenkenden Mittel ausschließlich dann, wenn das Kind behandlungsbedürftige Beschwerden während hohen Fiebers aufweist, nicht um einfach so das Fieber zu senken.

Der Verfassung des Kindes angemessen, rufen Sie medizinische Hilfe, wenn es dem Kind nicht schnell besser geht oder der Verdacht auf eine Infektionskrankheit besteht!

Hautausschläge

Was oft als krankhaft angesehen und als solches gern *weggecremt* wird, ohne die dahinterliegenden Ursachen zu beachten, sind Hautausschläge.

Hautausschläge jeglicher Art gelten zumeist als krankhaft, weil sie hässlich oder makelhaft erscheinen. Doch sie sind Hinweise oder Zeichen einer Entgiftung. Werden lediglich die Hautausschläge als äußere Erscheinung einer Krankheit beseitigt, so haben wir es mit einer Unterdrückung der Lebenskraft zu tun. Dem Organismus fehlt für eine gewisse Zeit oder auch ganz die Ausdrucksmöglichkeit über die Haut.

Die Krankheit wird tiefer ins Innere des Organismus verbannt, und es ist unklar, wie sie sich in Zukunft äußern wird.

Die Zeichen der Haut mögen unschön sein, doch es ist töricht, sie einfach zu vernichten, ohne das darunterliegende Krankheitsgeschehen zu lösen. Unser größtes Ausscheidungsorgan kann uns sehr deutlich und rechtzeitig jegliche Symptome von Krankheit sichtbar machen. Darüber hinaus braucht jede Heilung und auch unser tägliches Leben freie Bahn für jegliche Ausscheidungs- und Entgiftungsvorgänge. Die Haut zeigt uns an, wenn die inneren Entgiftungsorgane überlastet sind. Es ist unsinnig und gefährlich, die Warnsignale auf der Haut abzuschalten, während der Organismus im tiefsten Innern nicht in der Lage ist, das Leben zu meistern.

Es gibt verschiedene Arten von Hautausschlägen. Die bekannten Diagnosen bilden allerdings keine Hilfe für eine ganzheitliche Heilung, sondern nur eine Differenzierung der äußeren Erscheinung. So werden grob Ekzem, Exanthem und Erythem unterschieden.

Ekzem ist ein Sammelbegriff für alle Hautausschläge, die mit Juckreiz einhergehen unabhängig vom Krankheitsgeschehen im Innern eines Organismus. Ein **Erythem** beschreibt Hautausschläge, welche eine Rötung aufweisen, was mit stärkerer Durchblutung in dem Bereich des Ausschlags in Verbindung gebracht wird. Der Begriff **Exanthem** beschreibt den Ausschlag über die Haut, der Begriff **Enanthem** den Ausschlag über die Schleimhaut.

Wichtiger, als Hautausschläge nach ihrem äußeren Erscheinungsbild zu beurteilen, ist die Bedeutung dessen, was sie *ausdrücken*. Dabei können wir folgende Hautausschläge unterteilen:
- Spontaner Ausschlag als unvermittelte Reaktion auf eine akute innere Vergiftung.
- Ausscheidungsausschlag als Entgiftungs- und Ausscheidungsreaktion nach der Meisterung einer akuten Erkrankung.
- Warnhinweisender Ausschlag bei chronisch bestehender innerer Belastung und abgeschwächter Lebenskraft.

Spontaner Ausschlag

Wenn ein akuter Konflikt besteht und die Lebenskraft hoch aktiv reagiert, so beginnt der Organismus sofort auch mit der Entgiftung. Eine Entgiftung erfolgt immer von innen nach außen, von den lebenswichtigsten Organen ausgehend, von den kleinsten Bestandteilen des Organismus, den Zellen, zu den Organen hin, am Ende über Haut und Schleimhaut nach außen. Je nachdem, wie stark die Lebenskraft gerade aktiv ist, desto schneller und stärker erfolgt oft die sichtbare Reaktion.

Über die Schleimhaut erfahren wir Schwellungen und Absonderung durch Wasser, in welchem die auszuscheidenden Stoffe abtransportiert werden. Solche Entgiftung geschieht auch über Schnupfen, Husten, Erbrechen und Durchfall. Über die Haut können akute Rötungen, Schwellungen, Juckreiz, Erhabenheiten und Bläschen erscheinen.

Spontane Ausschläge auf Haut und Schleimhaut erfolgen bei so manchen Schockzuständen. Hierzu zählen alle allergischen Reaktionen, welche direkt auf Insektenstiche, unverträgliche Materialien wie Nickel, auf chemische Gifte und Medikamente folgen.

Auch Haut- und Schleimhautzeichen zu Beginn einer Kinderkrankheit zählen zu den spontanen Ausschlägen, wie beispielsweise das »Masernenanthem« mit den sogenannten »Koplikflecken« oder das »Scharlachgesicht«.

Der spontane Ausschlag gilt immer als Anzeichen einer akut arbeitenden Lebenskraft und ist ein Hinweis auf die Art des inneren Konfliktes. Dieser Hinweis sollte allein Anlass sein, genau zu schauen, was der erkrankte Mensch jetzt an Ruhe, Zuwendung oder Hilfsmaßnahmen benötigt, und niemals unterdrückt werden.

Ausscheidungsausschlag

Der Hautausschlag, welcher als Entgiftungsreaktion zum Ende einer akuten Infektionskrankheit erscheint, ist ein wichtiger Bestandteil der Meisterschaft über einen Konflikt. Mit diesem Hautausschlag wird alles ausgeschieden, was der Organismus, welcher nun eine neue Heilinformation integriert, als nicht integrierbar erkannt hat. Diese Ausscheidung ist von höchster Wichtigkeit und absolut notwendig für den komplikationsfreien Abschluss einer akuten Infektion. Alle sogenannten Exantheme zum Ende einer typischen Kinderkrankheit gehören zu dieser Art Hautausschlag.

Achtung: Die Hautausschläge zum Abschluss einer Kinderkrankheit stellen eine unersetzliche und großflächige Entgiftung und Ausscheidungsreaktion über die Haut dar und dürfen keinesfalls unterdrückt werden. Alle Salben und Tinkturen, welche zur eventuellen Linderung von Juckreiz angewendet werden, müssen frei von unterdrückenden Mitteln sein. Ausscheidungsunterdrückend wirken vor allem Metalle, besonders Zink und Aluminium. Auch pflanzliche Mittel in höherer Konzentration, wie beispielsweise Teebaumöl, können eine Unterdrückung wichtiger Hautausschläge zur Folge haben. Eine Linderung von unangenehmen Begleiterscheinungen wie Jucken oder Brennen kann sehr gut über klassisch homöopathisch verschriebene Mittel angeregt werden.

Hautausschlag als Warnhinweis

Länger als über drei Tage bestehende Hautausschläge ohne Anzeichen einer akuten Erkrankung erscheinen immer als Warnung des Organismus über das unerkannte Eindringen von Fremdinformationen bei schwach tätiger Lebenskraft.

Zu den Hautausschlägen, welche uns als Warnhinweise bei verschiedenen Schweregraden chronischer Belastung erscheinen, zählen beispielsweise Neurodermitis und schuppenartige Ausschläge wie Psoriasis und Ichthyosis. Auch länger anhaltende oder chronisch wiederkehrende Blasenbildungen, Rötungen sowie Akne gelten als Hinweis auf eine derzeit unlösbare Konfliktsituation, bei welcher das Immunsystem nicht angemessen reagiert.

Während viele Erscheinungen wie die Schuppenflechten, Rötungen und Blasenbildungen noch immer einen Zustand anzeigen, in dem es für die erkrankte Person darum geht, wieder zu lernen, sich angstfrei dem Leben mit all seinen Begegnungen zu stellen, ist die Neurodermitis ein ernstzunehmender Hinweis auf eine tiefsitzende systemische

Erbbelastung oder erworbene Schwäche des Immunsystems. Neurodermitis tritt sehr oft in Familien auf, wo bei den Eltern oder Großeltern
Krebserkrankungen schlummern oder bereits ausgebrochen sind, und
signalisiert immer ein Erfordernis zur Heilung dieser Belastungen für
das Kind und wenn möglich auch in der Familie.

GANZHEITLICHE FÖRDERUNG DER AUSSCHEIDUNG VON GIFTSTOFFEN

Hautausschläge aller Arten sind Zeichen der Entgiftung und Ausscheidung. Solche Ausscheidung geschieht niemals, um dem Menschen ein
hässliches Äußeres zu geben, sondern um Gifte und Belastungen los-
zuwerden, welche sonst das Leben akut oder auf Dauer gefährden. Die
Haut ist unser größtes Entgiftungsorgan und sollte in seiner Funktio-
nalität geachtet und gefördert werden.

Ganz gleich, ob es sich um Absonderungen oder Ausschläge handelt,
weder mit Deodorants noch mit Salben oder Tinkturen oder gar Käl-
teschocks sollten Erscheinungen der Haut unterdrückt werden. Solche
Anwendungen würden dem Organismus eher nur die lebenswichtigen
Entlastungsventile verschließen. Richtig ist, jegliche Ausscheidung zu
fördern und sich der eigentlichen Ursachen bewusstzuwerden, um dort
ganzheitliche Heilungsimpulse zu setzen, wo es nötig ist.

Hautausschläge erscheinen auch dann, wenn die inneren Entgiftungsorgane wie Leber und Nieren in ihrer Ausleitungsarbeit überfordert
sind, wie es oft bei Schwermetallvergiftungen der Fall ist.

Hilfreich zur Förderung jeglicher Entgiftung, die sich über die Haut
bemerkbar macht, sind alle ganzheitlich ausgerichteten Heilmethoden.
Dabei ist es wichtig zu erkennen, dass Hautausschläge meist das letzte
sind, was sich bei Heilung chronischer Krankheiten löst, da Heilung
immer von innen nach außen geschieht. Unangenehme Begleiterscheinungen wie Juckreiz und Schmerz können über ganzheitliche Mittel
jedoch bereits vor der Auflösung der Hauterscheinungen gestillt oder
gelindert werden, während der Mensch auf eine neue innere Balance
und stabile Gesundheit zusteuert.

Wenn ein Kind neu geboren wird, hat es meist eine wunderbare Haut, weich, rosig und duftend, strahlend schön. Es ist ein Zeichen seiner ursprünglichen Unschuld und Vollkommenheit. Eine von innen her strahlend schöne Haut ist Ausdruck von anhaltender Gesundheit und Wohlbefinden, der eigenen Erfüllung und Lebensfreude. Um solche Ausstrahlung auch im Heranwachsen zu erhalten, bedarf es der Annahme und Förderung jeglicher Entgiftung über die Haut. Kein Ventil, sei es über Schweißunterdrückung durch Deodorants oder Salben bei Lippenherpes, darf je verschlossen werden, Milchschorf, Warzen oder Leberflecken dürfen nicht einfach entfernt werden. Alles sollte ganzheitlich betrachtet dazu dienen, Absonderungen und Hautveränderungen, welche ein inneres Strahlen sonst verschleiern würden, fließen und entstehen und damit auch wieder vergehen zu lassen.

Die klassischen Kinderkrankheiten

Alle klassischen Kinderkrankheiten stellen Ausheilversuche zur Lösung einer ererbten familiären oder kollektiven chronischen Belastung dar. Ein Kind erkrankt immer nur an einer bestimmten Kinderkrankheit, wenn seine Lebenskraft diesen Reifeprozess wählt. Eine Kinderkrankheit kann nur in einem chronisch kranken Feld entstehen.

Alle Themen, welche ungelöst im Familienfeld schlummern, werden als Informationsfelder weitervererbt. Das bedeutet, dass jeder Nachkomme immer automatisch auch die Themen in sich zu erlösen hat, welche in seiner Familie noch nicht die Anerkennung und den Frieden gefunden haben, die nötig sind, um die dahinter liegende Schuld zu erlösen. Heilige Schriften alter Kulturen und auch Vertreter vieler Naturvölker sprechen von einer Erbschaft, welche, so sie nicht gelöst wird, sieben Generationen überdauert.

Drei-Tage-Fieber

Die erste sogenannte klassische Kinderkrankheit, welche sehr viele Babies und Kleinkinder erfahren, ist das sogenannte Drei-Tage-Fieber. Dieses tritt an einer Lebensschwelle auf, wo ein Kind aus seinem ganzheitlichen Nestschutz heraus seine Grenzen für die Erfahrung eines erweiterten Umfeldes öffnet. Das Ende eines Nestschutzes ist abhängig von der erlebten und der ererbten Erfahrung von Sicherheit. Die Empfindung von Sicherheit in diesem Alter ist tief geprägt durch das Erfahrungsfeld der Familie und darüber hinaus abhängig von der erfahrenen mütterlichen Zuwendung und der Harmonie im Familienleben. Darüber hinaus wirken auch die kollektiven Werte und Prägungen auf jedes Kind ein.

Ein Baby ist auf natürliche Weise im Alter von neun Monaten bereit, über den Tellerrand seines Nestes hinauszuschauen. So tritt das Drei-Tage-Fieber zumeist im Alter von neun bis zwölf Lebensmonaten auf. Da sehr viele Kinder nicht den natürlichen Rhythmen angemessen behütet werden und viele künstliche Rhythmen den Alltag der meisten Familien prägen, gibt es hier natürlich Abweichungen.

Solche Zwänge haben allerdings auf alle Herausforderungen, welche Babies und Kleinkinder zu meistern haben, einen Einfluss und bilden oft die Basis für Krankheiten, welche bereits vor Ende des sogenannten *Nestschutzes* auftreten. Dies würde nicht geschehen, dürften unsere Kleinsten generell in den ersten neun Monaten wohlbehütet daheim bei einer zufriedenen Mutter und in einem harmonischen Familienumfeld aufwachsen, natürlich auch gern länger. Es ist auch wichtig zu wissen, dass sich die Dauer eines Nestschutzes nicht in Monaten definieren lässt, sondern auch Schwankungen infolge der familiären und gesellschaftlichen Lebensweise unterliegt.

Das Drei-Tage-Fieber dient dem Kind in einer Welt der Konflikte zu einer ersten Reife für Infektionen. Je nach den Bedingungen, unter welchen das Kind aufwächst, wie es seine Grenzen und seine Sicherheit empfindet, und auch, wie neugierig es sich dem Leben stellt, kommt eines Tages diese Initialzündung für sein Immunsystems. Das Kind beginnt, sich aus dem Vollschutz des mütterlichen Nestes herauszubewegen, um sich von nun an auch selbständig mit fremden Energien auseinanderzusetzen. Es nabelt sich selbst energetisch noch ein bisschen mehr von der Mutter ab, als dies bereits nach der Geburt geschehen ist.

Hat das Kind die Möglichkeit, diesen Reifeprozess wohlbehütet und in Ruhe zu erleben, so wird die Lebenskraft hier sehr in ihrer Fähigkeit gestärkt, akut und mit der Entwicklung von Fieber auf fremde Energien zu reagieren.

Das Drei-Tage-Fieber ähnelt einer Jungfernfahrt des Immunsystems mit einer Feinjustierung aller Funktionen. Die gesamte Energieerkennung und das Abwehrsystem werden für den Ernstfall geprüft. Fieber wird in seiner Kraft und Auswirkung auf den Organismus getestet, Zellen werden zur Immunabwehr mobilisiert, und es erfolgt eine Ausscheidung der im Prozess aussortierten Stoffe über die Haut.

Orientierungsdaten

Natürliches Alter	Säuglinge ab 9 Monaten und Kleinkinder bis 2 Jahre
Begleitinformation	Humanes Herpesvirus
Entwicklungszeit	3 bis 7 Tage
Gesundes Fieber	39 bis 40,5 Grad Celsius
Dauer	3 Tage
Hauptorganbezug	Nerven, Lymphe, Blut, Haut
Hautausschlag	Exanthem am Rumpf
Erscheinung	klein- bis mittelfleckig, oft unauffällig

Das Bild eines Drei-Tage-Fieber-Prozesses

Das betroffene Kind, welches sich zumeist noch im Säuglingsalter befindet, bekommt plötzlich und unvermittelt hohes Fieber. Während der Fieberentwicklung werden in der Regel keine weiteren Symptome beobachtet. Je besser die Lebenskraft wirken kann, um so weniger ist das Allgemeinbefinden beeinträchtig. Das Fieber liegt im besten Fall zwischen 39,5 und 40,5 Grad Celsius. Ist die Lebenskraft etwas geschwächt, so bleibt die Körpertemperatur eventuell unter 39 Grad Celsius, während die Wahrscheinlichkeit für Begleiterscheinungen steigt, die sich in

Schleimhautreizungen der Atemwege und des Verdauungstraktes zeigen können. So ist es möglich, dass Husten und Schnupfen wie auch Durchfall, Erbrechen und Bauchschmerzen auftreten.

Nach spätestens drei Tagen sinkt das Fieber wieder. Der Temperaturabfall geschieht genauso plötzlich, wie das Fieber zuvor angestiegen war. Spätestens jetzt erfolgt die Ausscheidung der während des Reifeprozesses angefallenen Abfallprodukte. Dazu prägt ein Kind bei normalerweise gutem Allgemeinbefinden einen Hautausschlag aus, welcher vorrangig am Rumpf zu beobachten ist. Dieser Ausschlag vergeht meist wieder schnell, ohne weitere Symptome oder unangenehme Begleiterscheinungen zu zeigen. Juckreiz oder Abschälungen der Haut sind nicht zu erwarten.

Begleitende Informationen und Keime

Bei Drei-Tage-Fieber zeigen sich oft Zellveränderungen, welche als »humanes Herpesvirus« identifiziert werden. Die Erkrankung gilt insgesamt als eher harmlos. Während der Entgiftung, also dann, wenn das Kind auch den Hautausschlag entwickelt, ist es möglich, dass über die Ausscheidungen vermehrt Bakterien nachweisbar sind. Diese werden lediglich ausgeschieden, während das Kind die Balance im Körper ganz allein hergestellt hat. Im Zweifelsfall kann bei einem während des Fiebers auffälligen Urinbefund nach zwei bis drei Tagen der Test wiederholt werden. Eine Verabreichung von Antibiotika sollte während des Hautausschlages vermieden werden, damit die Lebenskraft den Heilungsprozess ungehindert zum Abschluss führen kann.

Ganzheitlich vorbeugende Massnahmen

Entwickelt ein Kind Drei-Tage-Fieber, so kann vom Kinderarzt zu Beginn meist keine eindeutige Diagnose gestellt werden, da normalerweise keinerlei organische Beeinträchtigungen auftreten. In Anbetracht des Alters des Kindes und des hohen Fiebers gilt meist der Verdacht auf Drei-Tage-Fieber als Grundlage für die Verordnung von Bettruhe und leider auch fiebersenkenden Mitteln.

Drei-Tage-Fieber ist keine Krankheit an sich, sondern eher ein Reifeschritt zur Entwicklung eines rundum aktiven Immunsystems. In einer Welt, wo Entwicklung größtenteils über Konflikte, Krankheit und deren Heilung geschieht, ist es wichtig, gesundes Fieber entwickeln zu können. Daher muss einem Drei-Tage-Fieber auch nicht vorgebeugt werden. Es ist sinnvoll, dass das Kind lernt, ganz leicht hohes und damit effektives Fieber zwischen 39,5 und 40,5 Grad zu entwickeln.

Was Eltern vorbeugend tun können, damit sie ihrem Kind diesen Schritt in seine Nestunabhängigkeit erleichtern, ist dies: ein möglichst natürliches Tempo für alle kindlichen Entwicklungsschritte zu erlauben. Es ist – unabhängig von der heute gängigen Praxis – für alle Eltern sinnvoll, ihre Kinder bis zur Vollendung des ersten Lebensjahres ausnahmslos in der familiär-häuslichen Umgebung selbst zu betreuen. Bis zur Vollendung des ersten Lebensjahrsiebtes ist es ebenso vollkommen natürlich, alle Lebensbereiche mit einer Betreuung durch einen Eltern- oder Großelternteil abzudecken. Und auch dann, wenn Großeltern einen Teil der Kinderbetreuung übernehmen, ist die Präsenz der Eltern von größter Bedeutung. Je kleiner ein Kind ist, um so wichtiger ist vor allem die Gegenwart der Mutter. Im Heranwachsen wird der Vater immer wichtiger, um dem Kind die Welt zu zeigen.

Möglichkeiten und Wege für ganzheitliche Lösungen bei Familienerbschaften und Krankheitsursachen in der Familie sowie Hinweise zu natürlicher Prophylaxe finden Sie im Kapitel *Von Natur aus immun*.

Ganzheitliche Begleitung bei Erkrankung

Lassen Sie unter Beachtung der Hinweise auf behandlungsbedürftiges Fieber Ihr Kind ganz natürlich fiebern. Lassen Sie es in der Zeit nach seinen Bedürfnissen schlafen und geben Sie ihm den nötigen Raum, die Bedingungen und die liebevolle Betreuung, so dass sich Ihr Kind in aller Ruhe seinem inneren Reifeprozess hingeben kann. Vermeiden Sie jede Art von Stress oder Unruhe und sorgen Sie am besten dafür, dass Ihr Kind immer einen Elternteil um sich hat. Achten Sie auf ausreichend Frischluftzufuhr und eine dem Kind angenehme Temperatur im

Zimmer. Wechseln Sie nach den Feuchtphasen des Fiebers durchgeschwitzte Schlafbekleidung und falls nötig die Bettwäsche, damit sich das Kind immer entsprechend wohlfühlt.

Sorgen Sie dafür, dass Ihr Kind ausreichend trinkt. Wenn das Kind nur wenig Verlangen hat, Nahrung zu sich zu nehmen, ist das je nach Alter des Kindes für ein bis zwei Tage in Ordnung. Normalerweise geht es Kindern während des Drei-Tage-Fiebers jedoch so gut, dass sie gestillt oder gefüttert werden möchten.

Sobald sich der Hautausschlag voll entwickelt, geht es dem Kind meist plötzlich wieder besser. Dennoch sollte es in der Zeit des Hautausschlages noch nicht wieder geduscht oder gebadet werden. Achten Sie außerdem darauf, dass Ihrem Kind nicht kalt oder es gar Zugluft ausgesetzt wird. Schonen Sie es so lange, bis es durch seine Symptomfreiheit anzeigt, dass es nun wieder vollkommen gesund ist.

REIFE- UND LERNERFAHRUNG DES DREI-TAGE-FIEBERS

Der Sinn eines Drei-Tage-Fieber-Prozesses besteht in einer umfassenden Testphase des Immunsystems zur Meisterung eines Infektes. Während sich das Kind auf einfache Weise mit den ersten fremd wirkenden Informationen auseinandersetzt, werden die Fähigkeit zur Fieberentwicklung und die Temperaturauswirkung im Körper getestet wie auch eine vollständige Entgiftung über die Haut. Das Drei-Tage-Fieber ist ein einfacher Schritt zu erster Auseinandersetzung mit einem größer werdenden Umfeld voller fremdwirkender Energien.

Die Meisterung eines Drei-Tage-Fieber-Prozesses stellt ein wichtiges Ventil zur Lösung ererbter chronischer Belastungen dar, vor allem zur Prophylaxe von Krebs. Die Vireninformationen der Herpesgruppe haben große Ähnlichkeit mit den Feldinformationen der Krebserkrankungen. Die erfolgreiche Meisterung eines Drei-Tage-Fiebers bis zum Ausprägen und Abheilen des Hautausschlages bewirkt einen ersten Schritt für die Heilung einer Krebsinformation in der Familie. Die Fähigkeit, Fieber zu entwickeln, ist die beste Krebsvorsorge. Ein erfolgreich durchlebtes Drei-Tage-Fieber bildet insgesamt eine intensive Vorsorge zur Vermeidung chronischer Krankheiten.

Heilsame Übung: Reinigung und Schutz

Nehmen Sie Ihr Kind liebevoll in den Arm oder stellen Sie sich vor, es im Arm zu halten. Sagen Sie Ihrem Kind:

Du bist unendlich geliebt und mit allem versorgt. Du bist in allem behütet und ewig beschützt!

Stellen Sie sich nun vor, wie in der Mitte des Rumpfes, im Solarplexus des Kindes ein Licht zu strahlen beginnt und zu einer Sonne aus weißgoldenem oder warmgoldenem Licht erwächst.

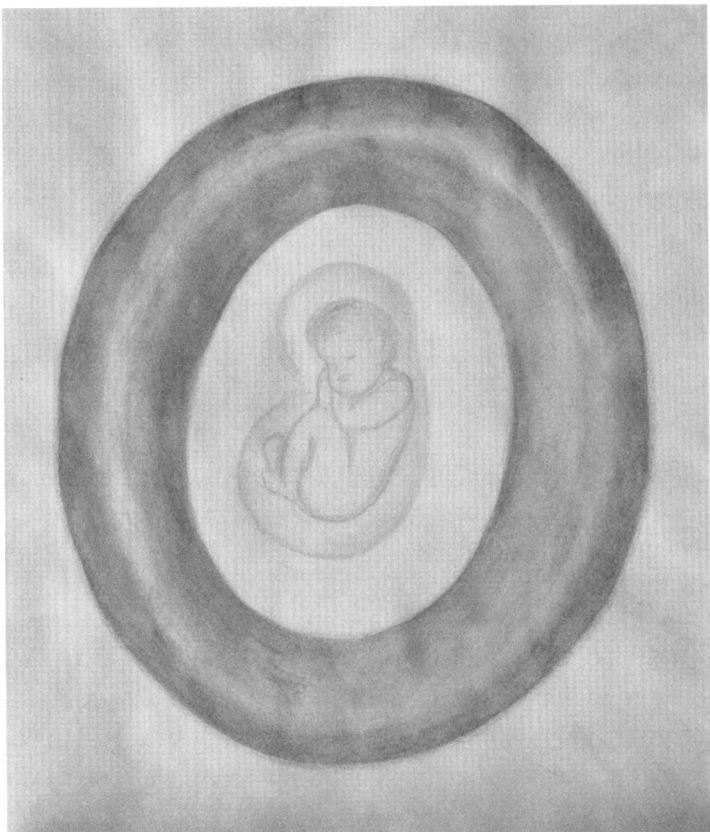

Das farbige Bild zu dieser Heilsamen Übung finden Sie als PDF-Vorlage zum Ausdrucken im Internet unter http://lichtchristall.de/kinder-heilung-bilder.

Die Sonne beginnt sich im Uhrzeigersinn zu drehen und wird dabei immer heller und strahlender. Das Licht erstrahlt aus dem Rumpf Ihres Kindes durch die Haut und Kleidung hindurch, durchleuchtet bald seinen ganzen Körper. Schauen Sie zu, wie das Licht Ihres Kindes sich so weit vergrößert und ausdehnt, dass es Ihr Kind vollkommen ausfüllt und weit über die Grenzen des Körpers erstrahlt wie ein Lichtball oder Lichtei. Alles, was diesem Licht nicht entspricht, wird aus dem Zentrum der Sonne heraus erkannt und im Verglühen nach außen transportiert. Schauen Sie solange zu, bis Sie das Gefühl haben, dass Ihr Kind vollkommen aus reinem Licht besteht. Dann sagen Sie zu ihm:

Du bist reines Licht und vollkommene Reinheit. Ich sehe und ich weiß, du bist aus eigener Kraft in der Lage, dich immer wieder daran zu erinnern, als reines Licht und vollkommene Reinheit zu erstrahlen!

Kommen Sie nun wieder ganz im Hier und Jetzt an.

Die Auflösung genetischer Belastungen durch Kinderkrankheiten

Die heute als typische Kinderkrankheiten bekannten Prozesse sind zumeist Infektionskrankheiten, welche mehr oder weniger als hoch ansteckend und in ihren möglichen Komplikationen zum Teil als sehr gefährlich gelten.

Allen Kinderkrankheiten gemein ist ein Prozess zur Erlangung natürlicher Immunität im Kindesalter, welcher in seiner Meisterung einen Heilungsimpuls in das Familiensystem sendet. Eine Ansteckung zeigt immer ein Bedürfnis des Familiensystems auf, die Heilung einer chronischen Belastung zu erlangen, damit im weiteren gesunde Nachkommen geboren werden können.

Das Kind, welches eine Kinderkrankheit durchlebt, hat sich seelisch dazu bereiterklärt, an der Lösung eines chronischen Familienthemas zu wirken und löst mit der Meisterung in sich selbst die Vererbung der zugrundeliegenden Krankheit auf.

Seine Meisterung schenkt auch dem System Familie sowie oft sogar darüber hinaus dem gesellschaftlichen Kollektiv Heilungsimpulse. In einer Familie zeigt sich dies unter anderem darin, dass nicht alle Kinder an der selben Kinderkrankheit erkranken, obwohl alle dieselben sogenannten Erbanlagen besitzen und sich so nah sind, dass sich nach der Erregertheorie alle Kinder gleichermaßen anstecken müssten.

Neben den als überaus ansteckend geltenden Infektionskrankheiten im Kindesalter stellt die sogenannte Neugeborenengelbsucht die erste systemische Konfliktlösung dar, welche ein Kind wählen kann. Eine weitere systemische Erkrankung, die alle Merkmale einer typischen Kinderkrankheit aufweist, ist das Pfeiffersche Drüsenfieber, auch als infektiöse Mononukleose bezeichnet. Diese Erkrankung tritt gegen Ende der Kindheit, im Jugendalter auf, wenn die zugrundeliegende chronische Belastung noch immer ungelöst im Familienfeld liegt oder auch durch wiederholte Unterdrückung der Lebenskraft erworben wurde.

Zwischen Geburt und Jugendalter können je nach Alter und Veranlagung typische Kinderkrankheiten auftreten, wie das obengenannte Drei-Tage-Fieber, Mumps, Röteln, Scharlach, Masern, Keuchhusten und Windpocken. Keuchhusten wird nicht unbedingt als typische Kinderkrankheit aufgeführt, bildet aber nach seiner Erscheinung und Art eine typische im Kindesalter stattfindende Infektion zur Überwindung einer ererbten chronischen Belastung. Eine Sonderstellung haben die als unkompliziert eingestuften Ringelröteln, welche auch oft im Erwachsenenalter auftreten.

Jede klassische Kinderkrankheit tritt auf natürliche Weise in einem bestimmten Lebensabschnitt auf und zwar dann, wenn das Kind einerseits die nötige Reife und Lebenskraft besitzt, das zugrundeliegende chronische Thema zu meistern, und andererseits noch nicht so alt ist, dass die Infektion eine Gefahr darstellen kann. Haben wir es mit einem kollektiven Auftreten infektiöser Kinderkrankheiten zu tun, so steckt sich ein Kind an, wenn es eine Resonanz zu diesem Thema unerlöst im Familiensystem trägt und es sich seelisch bereiterklärt, an der Lösung mitzuwirken. Trifft dies nicht zu, so steckt sich ein Kind auch nicht an.

Es ist darüber hinaus möglich, dass sich ein Kind trotz erblicher Belastung und dem Wunsch nach Lösung im Familiensystem gar nicht an einer Kinderkrankheit ansteckt. Dies ist immer dann der Fall, wenn:

- ein anderes Familienmitglied die Aufgabe allein meistert oder noch meistern wird,
- wenn die Lebenskraft des Kindes momentan nicht ausreicht, diesen Konflikt zu meistern,
- wenn die Lebenskraft gerade für die Lösung anderer schwerwiegenderer Themen individuell oder systemisch benötigt wird.

Wenn das Kind eine so starke Lebenskraft hat, dass es die Heilinformation unbemerkt und ohne sichtbare Zeichen integriert, also still zur Heilung führt, steckt sich das Kind zwar an, aber der gesamte Prozess ist unsichtbar.

Auch wenn wir manchmal das Gefühl haben, es würde wichtig für ein Kind sein, einen bestimmten Reifeprozess zu erlangen, der über eine Kinderkrankheit führt, so haben wir nicht den Überblick, was das Beste für dieses Kind ist und wie es innerlich agiert. Die Wege einer Seele sind uns nicht offenbar. Darum ist es wichtig, jedem Kind zu vertrauen und sich darauf zu beschränken, ihm die besten Möglichkeiten zur Aktivierung seiner ganzen Lebenskraft zu schaffen sowie im Falle von zu meisternden Krankheiten aufmerksam und die Lebenskraft unterstützend präsent zu sein.

DIE PHASEN EINER TYPISCHEN KINDERKRANKHEIT

Alle Kinderkrankheiten haben einen ähnlichen Ablauf, den zu kennen einen großen Vorteil für eine gute Begleitung darstellt. Ein typischer Prozess der Konfliktmeisterung über eine Kinderkrankheit lässt sieben Phasen erkennen:

- 1. Konflikt
- 2. Ansteckung
- 3. Kampf mit Aufflammen der Lebenskraft
- 4. Integration der Heilinformation
- 5. Entspannung

- 6. Ausscheidung und Entgiftung
- 7. Zustand höherer Harmonie

Konfliktphase

Das Kind befindet sich in einer klaren Konfliktphase, wenn es sich innerlich mit Energien einer Familien- oder Gesellschaftskonstellation auseinandersetzt und keine Lösung im Sinne von innerer Harmonie erlangen kann. Ist ein Kind mit mehreren Konflikten gleichzeitig beschäftigt, kommt es zu keiner klaren Herausforderung, und eine Ansteckung bleibt vorerst aus. Erst wenn ein eindeutiger Konflikt an Stärke und Klarheit gegenüber allen anderen Themen gewinnt, liegt eine eindeutige Konfliktentscheidung vor, welche die Lebenskraft zur Ansteckung und Lösung mobilisiert.

Ob ein Kind sich in einer Konfliktphase befindet, ist für die Eltern zumeist nicht klar erkennbar. Welcher Art ein Konflikt ist, bleibt dem Betrachter zudem verborgen, kann sich aber über Veränderungen in der Gemütsverfassung bemerkbar machen. Eine Konfliktphase kann über einen Zeitraum von Tagen, über Wochen bis hin zu mehreren Jahren reifen, bis eine Ansteckung geschieht.

Ansteckungsphase

Das Kind befindet sich in der Ansteckungsphase für eine typische Kinderkrankheit, wenn drei Bedingungen eintreten:
- der spezifische Konflikt ist reif zur Lösung,
- das Zeitfenster innerhalb der kollektiven Entwicklung ist günstig,
- die individuelle Lebenskraft ist bereit und steht mit ausreichender Kraft für diesen Konflikt zur Verfügung.

Ein Kind würde es von Natur aus *niemals* anstreben, in mehreren Konflikten gleichzeitig lösend aktiv zu sein. So tritt natürlicherweise immer nur eine klar identifizierbare Kinderkrankheit auf. Ein Kind kann sich dem Heilungsprozess nur widmen, wenn es nicht bereits in einem anderen Konflikt aktiv ist, äußert sich dieser beispielsweise auch nur in leichtem Schnupfen, Bauchweh oder Hautausschlag. In Fällen von Vermischungen ist die Lebenskraft bereits gestört und überfordert und das zu lösende Thema im gegenwärtigen Prozess kaum zu lösen.

In einer Verstrickung mehrerer Prozesse ist eher mit Komplikationen durch eine nicht zu meisternde Kinderkrankheit oder mit einer chronischen Manifestation zu rechnen. Aus diesem Grund sollte einem Kind immer die Chance zur Lösung *eines* Konfliktes in angemessener Zeit gegeben werden.

Die Ansteckungsphase, in der sich das Kind mit der Heilinformation einer Kinderkrankheit infiziert, also sich gewissermaßen an ein energetisches Feld *ansteckt,* das ihm zur Lösung einer in der Familie chronisch stagnierten Situation behilflich sein kann, dauert Stunden oder Tage bis hin zu mehreren Wochen. In dieser Zeit zeigen Kinder öfter als in der Konfliktphase durch ihre veränderte Gemütsverfassung, dass sie nicht in Harmonie sind. Sie können ungewöhnlich viel jammern oder weinen, auch aggressiv werden oder sich auffällig zurückziehen. Sensible Erwachsene erkennen bereits in dieser Phase, die noch keine körperlichen Symptome aufweist, also einige Zeit vor Ausbruch einer Erkrankung, dass das Kind etwas *ausbrütet.*

Die Ansteckungsphase ist eine sehr wichtige Phase zur optimalen Mobilisierung der Lebenskraft. Es ist sinnvoll, sich der Phasen einer Kinderkrankheit und besonders *dieser* Phase bewusst zu sein, um Kinder hier bereits zu stärken und vor einem Zuviel an Umwelteindrücken zu bewahren. Am vorteilhaftesten ist es, wenn das infizierte Kind bereits die Ansteckungsphase zu Hause in gewohnter Umgebung und im Kreise der Familie verbringen kann.

Ich höre Sie förmlich hinterfragen, wie das gehen soll: Wie kann man sicher sein, dass sich ein Kind infiziert hat? Welche Eltern können so viel Zeit für ihr Kind aufbringen?

Das sind wichtige und ernstzunehmende Fragen. Diesen Themen möchte ich folgende Überlegung gegenüberstellen, bevor ich bei den einzelnen Kinderkrankheiten auf individuelle Lösungsvorschläge zur Begleitung eingehen werde: Ist eine Gesellschaft gesund, wo Kinder in einem Alter starker Prägungsbereitschaft in prägende Strukturen genötigt werden? Ist es gesund, den aufrichtigen und vertrauensvollen Wunsch der Kinder, zu lernen und die Welt zu erfahren, dafür auszunutzen, Kinder mit Informationen zu füllen, die ihnen gar nicht angenehm sind?

Krankheiten entstehen in einem kranken Milieu. Es ist nicht das Kind, an dem etwas verändert werden muss, wenn es krank wird, sondern das Umfeld, in das es hineingeboren wurde, in welchem es funktionieren muss. Das Feld, durch welches ein Kind überhaupt erst krank wird, darf sich verändern. Ich weiß, dass zu diesem gesellschaftlichen Ungleichgewicht noch nicht ausreichend gute Lösungsideen umgesetzt sind. Doch ich glaube, sich der Ursache für Krankheiten bewusstzuwerden, wird uns allen auch die nötige Klarheit schenken, viele neue Lösungen zu entwickeln oder zu stärken; Lösungen, welche wir vielleicht nur unseren Kindern zuliebe suchen, wenn wir sie auch für uns selbst schon längst hätten anstreben sollen: für ein gesellschaftliches Miteinander, welches Lebensfreude, Gesundheit und Glück fördert.

Das vorherrschende Bildungs- und Erziehungssystem nimmt in der Reihe der zu wandelnden Strukturen, welchen die meisten Kinder heute die größte Zeit ihres Tages ausgeliefert sind, einen wichtigen Platz ein.

Aktionsphase

Mit vollbrachter Ansteckung beginnt die Lebenskraft, aktiv zu werden. Es besteht nun also eine anerkannte und vom Immunsystem vollkommen erfasste Konfliktsituation, zu welcher der höchst intelligente Organismus des Kindes inzwischen einen vollkommenen Lösungsplan erstellt hat. Während sich die Ansteckungsphase überwiegend auf der geistigen und Gemütsebene abspielt, die Kräfte gesammelt und sortiert werden, geht die Erkrankung nun in die Konfliktaustragung über. Diese Phase spielt sich vorrangig auf körperlicher Ebene und zumeist für die Umwelt sichtbar ab. Diese Sichtbarkeit für die Umwelt hat nicht nur den Sinn, dass Angehörige dem Kind einen Raum für Ruhe und Erholung bereiten, sondern auch, dass das Umfeld Heilinformationen aus dem in Lösung befindlichen Konflikt erhält.

So kann es sein, dass Eltern oder Angehörige mit einem kranken Kind auf besondere Weise mitfühlen, wo alte Erinnerungen auftauchen und Emotionen frei werden, welche gar nichts mit dem Kind zu tun haben. Ich habe es schon erlebt, dass der dramatische Zustand eines Kindes einen Krankenhausaufenthalt verursachte, während dem sich Erinnerungen an verdrängte traumatische Ereignisse der Eltern zeigten, um nun in Heilung zu gelangen, während es dem Kind urplötzlich wieder besser ging. Ich habe gelernt, große Achtung vor den Erkrankungsprozessen der Kinder zu haben. Kinder geben uns oft auf eine stille Art voller Liebe und Hingabe unendlich viel Weisheit.

In den meisten Fällen, in denen Kinder eine Erkrankung nach außen unsichtbar durchleben, also sich zwar angesteckt haben, jedoch körperliche Symptome ausbleiben, werden die Heilinformationen nicht in die Reihen der Vorfahren gesendet, weil entweder die Empfangsbereitschaft oder vielleicht auch die Notwendigkeit fehlt.

In der Aktionsphase ist das Immunsystem komplett alarmiert und die Lebenskraft zu Höchstleistungen aktiviert. So erscheinen nun Fieber und Entzündungsprozesse als Antwort des Immunsystems auf die Ansteckung. Der Kampf zwischen den gegensätzlichen Energien, welche den zu lösenden Konflikt charakterisieren, ist in vollem Gange. Je stärker die Lebenskraft ist, um so höher steigt meist das Fieber bei gleichzeitig den Umständen entsprechend guter Allgemeinverfassung.

In der Aktionsphase werden wahrscheinlich der Appetit und das Verlangen nach Nahrung stark zurückgehen. Der Organismus benötigt in dieser Zeit die meiste Energie zur Konfliktbewältigung. Daher ist es sinnvoll, wenn das erkrankte Kind in diesen Tagen nur leicht verdauliche Kost und Getränke erhält. Es ist je nach Alter und Verfassung vollkommen in Ordnung für ein zuvor gesundes Kind, ein bis maximal drei Tage zu fasten, wenn es dies selbst wünscht. Jedoch sollte es unbedingt ausreichend reines Wasser zu sich nehmen. Milde Kräutertees oder frische, mit Wasser verdünnte Fruchtsäfte können auch gegeben werden, dennoch ist das klare Wasser die wichtigste Gabe.

In der Aktionsphase geht es immer um den Sieg einer der im Kampf befindlichen Energien gegenüber den anderen als gegensätzlich erscheinenden Energien. Der Organismus des erkrankten Kindes scheint das Schlachtfeld und die Munition zu liefern und ist dem sinnlosen Kampf scheinbar hilflos ausgeliefert.

Die Aktionsphase endet immer mit dem Sieg einer Kraft, welche die anderen Kräfte nun in sich zu vereinen in der Lage ist. Sie endet mit dem Triumph der Lebenskraft durch die Vereinbarung der gegensätzlich erscheinenden Energien auf neuer Ebene in Form einer Heilung.

Sind die begleitenden Bedingungen nicht gut oder die Lebenskraft zu schwach, endet die Aktionsphase mit dem Sieg einer der kämpfenden Kräfte, während andere Energien unterdrückt werden. In diesem Fall geht die Erkrankung in eine weitere Aktionsrunde über oder endet in einem chronischen Zustand. Es ist möglich, dass eine Aktionsphase ungelöst zum Tode führt. Daher bilden die Stärkung und die Harmonisierung der Lebenskraft das *Ein und Alles* oder anders ausgedrückt *das Alpha und das Omega* der Vorbeugung und Begleitung von Kinderkrankheiten.

Integrationsphase

Nach erfolgreicher Aktionsphase hat die Lebenskraft alle Konflikteigenschaften erkannt und in höherer Bewusstseinseinheit verbunden. Nun beginnt die geistige Integration der Heilinformation. Fieber und Entzündungsprozesse klingen ab.

Das Kind fühlt in sich Frieden, findet mehr Ruhe und erholsamen Schlaf. In dieser Phase sollte das Kind die Gelegenheit haben, sich vollständig zu erholen. Die Integrationsphase ist ein wichtiger Bestandteil der Heilung und geht der Entgiftung, die auf jede erfolgreich gemeisterte Krankheit folgen muss, voran. Es ist sehr wichtig, dass ein Kind in dieser Phase nicht bereits wieder mit den Anstrengungen eines Kindergarten- oder Schulalltags konfrontiert wird, sondern den Raum und die Zeit für die nötige Ruhe und Erholung wirklich erhält.

Während das Kind sich ausschläft und ausruht, erhalten alle seine Zellen die neue Information der Balance auf einer höheren Ebene. Diese Information wirkt bis in die Erbinformation. Es erfolgt eine Umprogrammierung des Erbgutes mit der neuen, geheilten Information. Vererbte chronische Leidensinformationen, die nach der gemeisterten Krankheit nicht mehr passen, gehen verloren.

In der Integrationsphase sollte das Kind je nach Appetit leichte basische Kost zu sich nehmen, um den Mineralstoffhaushalt auszugleichen. Manche Kinder haben recht schnell großen Hunger. Bieten Sie vielfältige gesunde Kost an und lassen Sie das Kind essen, wie und was es davon mag, es möchte nicht nur zu neuen Kräften kommen, es hat auch einen besonderen Sieg zu feiern.

Entspannungsphase

Die Integrationsphase geht fließend in die Entspannungsphase über. Sobald die Informationen der neuen Harmonie im Erbgut gespeichert sind, beginnen die Zellen sich zu verändern, von alten Schlacken und gegebenenfalls von Virusinformationen zu reinigen. Dies zeigt sich zuerst in einer Entspannung der Zellflüssigkeiten, welche die Produkte der ursprünglich disharmonischen Informationen aus den festeren Zellbestandteilen aufnehmen und ausleiten. Es finden zudem wichtige interzelluläre Prozesse statt. Für die Umsetzung der Entgiftungsvorgänge auf Zellebene ist es wichtig, dass im Organismus ausreichend Wasser und Mineralstoffe vorhanden sind, die ein basisches Milieu fördern. Vor allem Natrium und Kalium verlangen nach einem optimalen Verhältnis. Sehr wahrscheinlich wird das genesende Kind von sich aus nach den für sich besten Nahrungsmitteln verlangen, wenn das Angebot dazu da ist. Die nun folgende gesunde Ernährung, vorzugsweise rohköstlich oder vegan, auf jeden Fall dem Appetit des Kindes angemessen, fördert eine sanfte Entschlackung. Raffinierter Zucker ist überhaupt und vor allem in Krankheitsprozessen unbedingt zu meiden. Ein Verlangen nach Süße sollte auf natürliche Art gestillt werden.

Auf der Zellebene kommt es zu einer Entspannung innerhalb der Zellen und zwischen den Zellen sowie im weiteren innerhalb der Organe und Organsysteme. Gleichzeitig hat die Lebenskraft ein neues Niveau erreicht. Die ersten Anzeichen neuer Vitalität und Lebensfreude kommen auf. Wie der Appetit wiederkehrt, so möglicherweise auch ein Verlangen nach frischer Luft, Bewegung und vielleicht auch nach der Umsetzung neuer Ideen.

In dieser Phase wird das Kind wahrscheinlich noch etwas müde und von der überstandenen Krankheit gezeichnet sein. Es sollte unbedingt noch im Umfeld der Familie bleiben, auch wenn es bereits vor Übermut zu sprühen scheint, und sich vorerst nur mit leichten Dingen beschäftigen. Ein Spaziergang ist je nach Verfassung und Witterung möglich. Das genesende Kind sollte gut gegen Kälte gesichert werden und von einem Familienmitglied beaufsichtigt oder begleitet sein, auch wenn es schon größer und selbständiger ist, da manchmal Schwäche oder Schwindelanfälle auftreten können. Falls der Kinderkrankheit ein Hautausschlag folgt oder folgen sollte, sind unbedingt noch Bäder und Duschen sowie kalte und Zugluft zu vermeiden.

Entgiftungsphase

Durch die Umprogrammierung und Entgiftung auf der Zellebene wird die physische Ausscheidung der aus dem inneren Kampf resultierenden Schlacke angeregt. Die körperliche Entgiftung geschieht überwiegend über die Haut, aber auch über die Schleimhaut.

Die Ausscheidung über die Haut zeigt sich bei den meisten Kinderkrankheiten sehr deutlich über die typischen Hautausschläge und bringt uns gleich mehrere Informationen. Zum einen erkennen wir anhand der Art des Hautausschlages, welchen Prozess das Kind durchlebt und zur Heilung bringen möchte. Zum anderen können wir über den Verlauf des Hautausschlages beurteilen, ob die Entgiftung vollständig ist oder ob noch Schritte zur Vervollkommnung der Heilung nötig sind.

Die Entgiftungs- und Ausscheidungsphase ist bei allen Kinderkrankheiten, die über die Haut beendet werden, eine sehr sensible Phase, da die Haut unser flächenmäßig größtes Organ ist, und sie sollte höchst sensibel begleitet werden. Die Ausscheidung all dessen, was dem disharmonischen Ausgangszustand angehörte, muss auch auf der körperlichen Ebene vollendet werden. Kommt es zu keinem Abschluss, drohen sogenannte Rückfälle, wobei der Organismus noch vom vergangenen Kampf geschwächt ist.

Nicht nur über die Haut sondern auch über die Schleimhäute entledigt sich der Organismus der über den Heilungsprozess angesammelten Schlacke und Giftstoffe. So können jetzt Fließschnupfen, Husten und leichte Durchfälle die Entgiftung begleiten. Ebenso sind Verfärbungen und intensive Gerüche der Haut und der Ausscheidungen von Blase und Darm Anzeichen für eine erhöhte Entgiftungsarbeit der Leber und der Nieren. Auch der Kreislauf und die Lymphe sind aktiv an der Entgiftung beteiligt. So können einige Tage nach überstandener Krankheit noch Lymphdrüsenschwellungen, Schwindel, Schwäche und Schweißausbrüche zu beobachten sein.

In der Entgiftungsphase ist besonders auf die reichliche Zufuhr klaren Wassers zu achten. Möglichweise hat das Kind auch Verlangen nach

Säften. Diese können zusätzlich gereicht werden, sollten jedoch möglichst frisch, naturbelassen und frei von Zucker sein.

Harmoniephase
Erst nach vollständig abgeklungenem Hautausschlag und abgeschlossener Entgiftungsarbeit über die Schleimhäute hat das Kind seinen Konflikt gemeistert. Die Überwindung einer ererbten chronischen Belastung ist vollendet. Eltern und das Kind begleitende Personen spüren meist eine neue Reife bei dem Kind, nachdem es eine Kinderkrankheit überwunden hat. Das Kind hat im wahrsten Sinne des Wortes eine Meisterprüfung bestanden, welche es nun in einer höheren Bewusstseinsebene hat ankommen lassen. Zuvor als fremd angesehene Energien sind dem Immunsystem nun bekannt. Das Kind strahlt nach dem überstandenen Konflikt mehr Harmonie und Wohlbefinden aus als vor der Ansteckung.

Kinder, die in irgendeiner Phase der Kinderkrankheit eine Störung erlebt haben und nun nicht in einer solchen Reife angekommen sind, haben den Prozess noch nicht abgeschlossen. Die Heilinformation ist in diesem Fall nicht vollständig integriert. Es sind je nach Zustand der Lebenskraft Rückfälle in das Krankheitsgeschehen zu erwarten, welche manchmal auch mit Komplikationen verbunden sind. Die Heilung ist in einem solchen kurz nach einem akuten Krankheitsprozess erneut aufflammenden Konfliktgeschehen wesentlich schwieriger zu erlangen, als im ersten Anlauf, da der Organismus noch geschwächt ist und im Grunde Zeit zur Mobilisierung benötigt.

Während eines Prozesses zur Meisterung einer Kinderkrankheit können sich die Phasen Aktion, Integration, Entspannung und Entgiftung wiederholen, wenn die Lebenskraft nicht klar zum Sieg führt. Sehr häufig haben wir es mit einem zweifachen Prozess zu tun, wobei die Chancen auf eine komplikationsfreie Meisterung des Konfliktes immer am höchsten sind, müssen die Phasen nur einmal durchlaufen werden. Förderlich sind daher alle die Lebenskraft stärkende Aktionen, um das optimale Durchleben der einzelnen Prozessphasen zu unterstützen.

So wie die Entgiftung sowohl auf der Ebene des Mikrokosmos – Zellen – als auch auf der Ebene des Makrokosmos – Körper – stattfindet, laufen die einzelnen Prozessphasen jeweils im Kleinen wie im Großen ab. Das bedeutet, in jeder Phase, die wir rein äußerlich und körperlich wahrnehmen können, werden die einzelnen Konfliktmeisterungsstufen auf den geistig-seelischen Ebenen für den Betrachter unsichtbar durchlebt. Auch wenn wir diese energetischen Prozesse weder sehen noch verstehen, zeigt uns der Körper und das sichtbare Befinden eines erkrankten Kindes immer, was es wirklich braucht, was es nicht braucht und was wir unterstützend tun können.

Vor allem jedoch braucht das Kind unser Vertrauen, dass es seinen selbst gewählten Prozess meistern wird, und wache Zuwendung für das Erspüren der richtigen Hilfe.

Heilungsgeschichte zur Stärkung der Lebenskraft
Eine geführte Meditation für Ihr Kind

Schließe deine Augen und fühle dein Herz… Nun lass dich in dein Herz hineinfallen. Du fällst tiefer und tiefer, tiefer und tiefer… und landest barfuß in einem wunderschönen Wald an einer zauberhaften kleinen Quelle zwischen Moos und bunten Steinen…Das Wasser ist wunderbar klar. Es ist eine ganz besondere Heilquelle, es ist die Quelle deiner Lebenskraft. Das Wasser perlt hervor, als würden in jedem Tröpfchen kleine Lichtfünkchen mit aufsteigen. Du trinkst von dem Wasser und setzt dich hinein… und wirst plötzlich selbst zum Wasser… Du fließt dahin durch den wundervollen Wald, der dir wie das Paradies erscheint… Während du mit dem Wasser fließt, schau, wie sich die Umgebung und das Flussbett verändern. Beobachte es nur und fließe dahin… bis zum Ende, wenn der Fluss in das Meer der Liebe fließt… Hier scheint nun die Sonne, und du steigst als Wasserdampf in den Himmel auf und sammelst dich in einer Wolke, die hoch oben über die Landschaft segelt…

Irgendwann fällst du als Regen herunter und sinkst in die Erde ein, sammelst dich unterirdisch zwischen Steinen… und dann geht es wieder hinauf… nun bist du wieder die kleine Quelle, als wäre nichts geschehen…

Nun verwandelst du dich in den Geist des Flusses und ·
schwebst über dem Wasser, während das Wasser wieder zu
fließen beginnt. Du erlebst jetzt den ganzen Weg durch das
Flussbett als Flussgeist. Nun kannst du an allen Stellen, wo
etwas nicht in Ordnung ist, aufräumen, Steine aus dem Flussbett
heben, umgeworfene Baumstämme herausheben, begradigte
Flussbetten wieder natürlich formen, Wasser reinigen und den
Fluss immer wieder anschubsen…

Irgendwann kommst du im Meer an und schwebst mit zur
Regenwolke, gehst wieder als Regen in die Erde und kommst
wieder an der kleinen Quelle an. Nun weißt du:

Der Fluss meines Lebens ist in Ordnung!

Jetzt schließt du deine inneren Augen und kommst wieder ganz
im Hier und Jetzt an!

Die Kinderkrankheiten im Infektionsschutzgesetz

Der Umgang mit Infektionskrankheiten wird in Deutschland über das Infektionsschutzgesetz geregelt, in welchem Pflichten und Verbote zu den einzelnen Infektionskrankheiten aufgeführt sind, so auch zu den klassischen Kinderkrankheiten. Zu den im Buch beschriebenen Kinderkrankheiten gibt es im Infektionsschutzgesetz der Bundesrepublik Deutschland vom 1.1.2001 (aktualisiert 18.7.2016) folgende Regelungen: Nach §6 gibt es bei Verdacht auf Masern, Mumps, Röteln, Keuchhusten oder Windpocken sowie bei Erkrankung oder Tod durch Masern, Mumps, Röteln, Keuchhusten, Scharlach und Windpocken die Pflicht zur Meldung an das Gesundheitsamt. Die Meldepflicht betrifft Ärzte, Heilpraktiker, Angehörige von Heil- und Pflegeberufen, Leiter von Einrichtungen, Diagnostik- und Untersuchungsämtern sowie gegebenenfalls Tierärzte. Mit der Meldepflicht ist nach §24 verbunden, dass diese im §6 genannten und als übertragbar gekennzeichneten Krankheiten nur durch einen Arzt behandelt werden dürfen.

Erkundigen Sie sich bei Bedarf zusätzlich bei Ihrem Gesundheitsamt, Ihrem Kinderarzt oder Ihrem Heilpraktiker über den aktuellen Stand des Infektionsschutzgesetzes sowie über die zusätzlichen Bestimmungen in Ihrem Bundesland! Meine Leser in Österreich und in der Schweiz mögen sich bitte dort über die geltenden Bestimmungen informieren.

Neben der Einhaltung der Bestimmungen des Infektionsschutzgesetzes gibt es auch im Falle von Kinderkrankheiten immer alle Möglichkeiten zur ganzheitlichen Stärkung der Lebenskraft Ihres Kindes. Ist bei Kinderkrankheiten keine ganzheitliche Behandlung über den Kinderarzt Ihres Vertrauens möglich, können Kooperationen mit ganzheitlich arbeitenden Therapeuten angestrebt werden.

Dies können Sie selbst zu Hause tun:
• Sie können für Ihr Kind da sein und ihm volle Aufmerksamkeit schenken.
• Sie können Ihr Kind im Falle einer Erkrankung unter achtsamer Beobachtung gesundes Fieber entwickeln lassen. Beachten Sie dazu die Hinweise zu gesundem und behandlungsbedürftigem Fieber!
• Sie können sich ganzheitlich wirksamer Mittel sowie bewährter Hausmittel bedienen, um die Lebenskraft zu stärken.

Was Sie in jedem Fall so frühzeitig wie möglich anregen können, ist der bewusste Umgang mit den Krankheitsfeldern, welche die Basis für Kinderkrankheiten bilden können. Sie können die Methoden ganzheitlicher Prophylaxe anwenden, um die ererbten Familienthemen auf andere Weise zu lösen. Alle *Heilsamen Übungen* in diesem Buch dienen der Auflösung ererbter Themen, welche mit den Kinderkrankheiten in Resonanz stehen. Weitere *Heilungsgeschichten für Kinder* dienen der energetischen Stärkung von Lebenskraft, Milz, Thymus und Lymphe sowie der Potentialaktivierung des Immunsystems. Die Heilungsgeschichten können den Kindern vorgelesen oder in altersgerecht gewandelter Form erzählt werden, so dass die Kinder sich selbst stärken und heilen. Legen Sie beim Lesen immer wieder dem Kind angemessene Pausen ein. Die Heilungsgeschichten dürfen natürlich auch bei allen Erwachsenen ihre Wirkung entfalten, wenn sie als eine Art Meditation angewendet werden.

Das Immunsystem zwischen Fremdenergie und Immunität

Daran erkenn' ich den gelehrten Herrn!
Was ihr nicht tastet, steht euch meilenfern.
Was ihr nicht fasst, das fehlt euch ganz und gar.
Was ihr nicht rechnet, glaubt ihr, sei nicht wahr.
Was ihr nicht wägt, hat für euch kein Gewicht.
Was ihr nicht münzt, das meint ihr, gelte nicht!

JOHANN WOLFGANG VON GOETHE
IN »FAUST – DER TRAGÖDIE ZWEITER TEIL«

Vollkommene Immunität bedeutet Unantastbarkeit. Jeder Mensch kommt mit dem ihm angeborenen Recht auf vollkommene Immunität zur Welt. Und jeder Mensch gibt dieses frei dem Leben hin, um von nun an vielfältige Grenzerfahrungen zu machen, welche ihn zwischen Immunität und Verletzlichkeit erfahren lassen, was Unantastbarkeit bedeutet und was nicht. Während seines gesamten Lebens ringt der Mensch um die Erkenntnis seiner natürlichen Integrität: die Unantastbarkeit durch Erfahrung der Vollkommenheit. In diesem Ringen ist das Öffnen seiner Grenzen zur Erfahrung aller Teilaspekte seines Daseins eine übliche Voraussetzung für das Spiel des Lebens.

Das Immunsystem eines Menschen ist das Instrument seiner inneren Macht zur Selbstbestimmung. Es unterscheidet sich grundlegend vom Immunsystem beispielsweise einer Katze oder eines Hundes. Rein äußerlich mögen Säugetiere und Menschen ein ähnliches oder scheinbar identisches Immunsystem besitzen, tiefer betrachtet, gibt es hier einen gewaltigen, alles bestimmenden Unterschied.

Das Immunverhalten eines Menschen ist Ausdruck seiner Geistigkeit, seiner inneren Sicherheit, seines Selbstwertes, seines Bewusstseins und seiner Bestimmung. Das Immunverhalten eines Tieres dagegen ist immer die Antwort auf das Immunverhalten der Menschen. Das

Wohlergehen der Tiere dieser Erde ist im weitesten Sinne abhängig vom Verhalten des Menschen. Ein Tier besitzt keine Macht zur Selbstbestimmung. Der Mensch dagegen hat als Krone der Schöpfung die besondere Gabe, allem eine Bestimmung zu schenken, wobei es sich hier nicht um einen Mythos handelt, sondern um die in Vergessenheit geratene Macht, zum Wohle *aller* zu wirken.

Jeder Mensch wirkt auf seine Umwelt ein, die ihm als vollkommener Spiegel dient, sich selbst zu erkennen. Und dieser Spiegel wirkt wiederum auf den Menschen. Die gesamte Umwelt mit allen Ereignissen bietet dem Menschen stets den Widerschein seines inneren Lichtes, um sich selbst zu erfahren.

Zusammenhang von Fremdenergie und Fremdstoffen

Nach dem Prinzip der Analogie oder der Entsprechung – wie oben, so unten, wie innen so außen, Mikrokosmos gleich Makrokosmos – besitzt jeder materielle oder körperliche Ausdruck eine entsprechende Energie. Nicht jede Energie findet ihren Ausdruck in Materie, aber jedem grobstofflichen Körper liegt eine geistige Absicht zugrunde, welche seine Erscheinung ausmacht, sowie eine feinstofflichere Energie, welche seiner Erfüllung dient.

Körperliche Zeichen von Krankheit erscheinen nicht aus Zufall oder einer Laune der Natur, sondern weil die Seele über den Körper eine Zustand von Disharmonie ausdrückt. Jedes Symptom ist eine Botschaft.

Der Sprache des Körpers zu lauschen und die Einheit von Körper, Geist und Seele anzuerkennen, lässt uns zu den wahren Ursachen von Krankheit schauen. Uns der wahren Ursachen bewusst zu werden, lässt uns auch begreifen, was der Zusammenhang von Fremdenergie und Fremdstoffen ist.

Sogenannte Fremdstoffe von Keimen bis hin zu Parasiten jeglicher Art zeigen uns immer an, dass wir es auf unsichtbaren Ebenen mit Energien zu tun haben, welche uns fremd und dadurch unangenehm sind. Fremd ist jedoch nur das Unbekannte. Und fremd ist alles, was wir ausschließen, weil wir es nicht wahrhaben möchten. Jede akute Krankheit geht damit einher, uns der einströmenden und noch unbekannten Energien bewusstzuwerden, um uns mit diesen bekanntzumachen. Auch die Schatten, vor denen ein Mensch aus Angst davonläuft, wirken fremd, wünschen aber lediglich, ins Licht gerückt zu werden.

Über die Kenntnisnahme und Auseinandersetzung des Immunsystems mit zuvor fremden Energien kann Immunität errungen werden. Immunität bedeutet das *Erkennen* der Energien. Immunität befähigt den Menschen zu klaren Entscheidungen, wie mit Energien jeglicher Art umgegangen werden muss, um Gesundheit und Wohlergehen zu erfahren.

Über Immunität sind klare Entscheidungen darüber möglich, welchen Energien, Situationen oder Ereignissen sich ein Mensch gerade öffnen möchte und welchen nicht. Menschen mit einem unzureichenden oder auch *eingelullten* Immunsystem sind angepasst, kontrollierbar und gut zu steuern, da sie nicht alles erkennen, was auf sie einströmt. Solche Menschen können oft nicht *nein* sagen oder fühlen sich bestimmten Einflüssen gegenüber ohnmächtig. Derartige Eingeschränktheit zeigt sich oft zuerst geistig-seelisch über fehlende Lebensfreude, später physisch in Form von Krankheiten.

Die ersten körperlichen Anzeichen für fremde, nicht identifizierbare Energien sind Symptome, welche durch die Lebenskraft hervorgerufen werden und mit veränderten Verhältnissen der Mikroorganismen im Körper verbunden sind. Eine chronische Belagerung von Kleinstlebewesen in größerem Maßstab, als es dem Wohlbefinden dienlich wäre, führt zu Entzündungen und Schmerzen. Führt die Lebenskraft den Organismus nicht zur erfolgreichen Erkenntnis über die fremdwirkenden Informationen, beginnen sich manchmal auch Pilze sowie größere Parasiten im Organismus auszubreiten. Wird Parasitose nicht geheilt, sondern erfolgreich unterdrückt, kommt es bald zu degenerativen Zellveränderungen.

Ein gesundes Immunsystem reagiert bei der Wahrnehmung fremder Energien sofort, um den Organismus mit diesen Energien bekanntzumachen sowie deren Information zu integrieren. Werden begleitende Zeichen und Keime, welche sich immer zuerst an den Eintrittspforten des Organismus bemerkbar machen, wiederholt abgetötet, so wird dem Immunsystem vorgegaukelt, dass alles in Ordnung ist. Die Energien bleiben unerkannt und dringen tiefer in das Energiesystem des Menschen ein. Damit verlagern sich auch ungesunde Keimvermehrungen, Symptome und Beschwerden mehr in das Innere des Organismus sowie weiter zu den lebenswichtigsten Organen hin.

Eine erfolgreiche Meisterung von Fremdenergien kann nur über ein waches Immunsystem und eine starke Lebenskraft erfolgen. Jede Auseinandersetzung ist gleichsam ein Training für Immunsystem und Lebenskraft. Das menschliche Immunsystem ist von Grund auf vollkommen dazu in der Lage, sich mit allen möglichen Energien bekanntzumachen und dadurch gesunde Unterscheidungen treffen zu können, was einem gesunden Leben dienlich ist und was nicht. Es besitzt eine höchst intelligente Steuerung, welche immer die Immunität anstrebt, niemals ein Scheitern.

Jeder Eingriff, welcher die Lebenskraft hindert, unterdrückt oder schwächt, hemmt die natürliche Funktion des Immunsystems. Jede Verhinderung einer natürlichen Auseinandersetzung mit Fremdenergien schwächt das Immunsystem.

Ein nicht ausgereiftes Immunsystem ist nicht in der Lage, alle auf den Menschen einströmenden Energien zu unterscheiden, und der Mensch ist in der Folge nicht fähig, gesunde Grenzen zu setzen. Ein zunehmender Befall mit fremden Stoffen und Kleinstlebewesen bis hin zu der Entartung von eigenen Zellen in körperfremdes Gewebe ist die Folge. Krebserkrankungen können nur in Organismen Fuß fassen, wo zuvor die Lebenskraft unterdrückt und das Immunsystem manipuliert wurde.

Die ersten Anzeichen für dauerhafte Einwirkung fremder Energien sind, wie erwähnt, immer Keime in ungesundem Maß, weiterhin Pilze und Parasitenbefall jeglicher Art. Eine Beseitigung parasitärer Botschafter bringt nur eine Alarmglocke zum Schweigen, nicht Krankheit zur Auflösung. Wer über sein Immunsystem fremde Energien nicht wahrnehmen und harmonische Energien nicht von disharmonischen Energien unterscheiden lernt, hat früher oder später ein existenzbedrohliches Problem.

Auch eine lebensbedrohliche Ausbreitung von Keimen und Fremd-stoffen im Organismus ist immer eine Folge eindringender Fremdener-gien bei unzureichender Immunität. Art und Anzahl der Keime zeigen lediglich an und führen auch aus, was der Organismus ausstrahlt und wovor er warnen möchte.

Parasiten, Erreger und Keime

Le microbe, c'est rien, le milieu, c'est tout. – Die Mikrobe ist nichts, das Millieu ist alles.

PROF. DR. ANTOINE BÉCHAMP

In der modernen Medizin wird größtenteils davon ausgegangen, dass Infektionen durch Bakterien oder Viren ausgelöst werden. Eine An-steckung, so wird angenommen, geschieht über so benannte Tröpf-chen- oder Schmierinfektion, Infektionswege, über welche diese *Erreger* von Mensch zu Mensch, manchmal auch von Tieren auf den Menschen übertragen werden. Dabei wird eingeräumt, dass Tröpfcheninfektion sowohl über erkrankte als auch nicht erkrankte Kinder geschieht. Bei den als hoch ansteckend geltenden Windpocken wird eine Tröpfchen-infektion über weite Entfernungen von mehreren Metern voraus-gesetzt.

Aufgrund der Theorie von den *Krankheitserregern* haben wir es heute vorwiegend mit Behandlungsmaßnahmen zu tun, welche auf die Vernichtung von lebendigen Mikroorganismen innerhalb des mensch-lichen Organismus zielen. So werden Krankheiten, als deren Ursache Bakterien vermutet werden, zumeist mit Antibiotika behandelt. Gegen Erkrankungen, für welche Viren verantwortlich gemacht werden, sollen wenn möglich prophylaktisch künstliche Immunisierungen eingesetzt werden.

Als das Fundament der modernen Immunologie sind noch heute die Forschungsergebnisse des französischen Chemikers und Mikro-biologen Louis Pasteur bekannt. Weniger bekannt sind allerdings die Forschungserkenntnisse seines Zeitgenossen und wissenschaftlichen

Kontrahenten, des französischen Arztes, Pharmazeuten und Chemikers Antoine Béchamp, von dem oben genanntes berühmtes Zitat ursprünglich stammt. Noch weniger bekannt ist leider die Tatsache, dass Louis Pasteur seine eigene Theorie noch auf dem Sterbebett widerrief, als er sich zu eben dieser Einsicht bekannte: Die Mikrobe ist nichts, das Milieu ist alles.

Antibiotika sind wörtlich *gegen das Leben* gerichtet. Es existiert heute leider ein solcher Notstand im Gesundheitszustand mancher Menschen, dass es oft gar nicht mehr anders geht, als Antibiotika zum vorübergehenden Erhalt eines Menschenlebens einzusetzen. Doch wir sollten bedenken, dass solche Mittel, die sich direkt gegen das Leben richten, nur im absoluten Notfall eingesetzt werden sollten. Antibiotika bewirken niemals Heilung, sondern eine Unterdrückung der eine Krankheit begleitenden Symptome. Das Immunsystem wird umgangen und der Organismus mehr und mehr abhängig von äußeren Hilfsmaßnahmen.

Wir haben es heute weiterhin, besonders in permanent desinfizierten Bereichen der Krankenhäuser, mit einer wachsenden Anzahl von Keimen zu tun, welche von keinem Antibiotikum mehr erreicht werden können. Demgegenüber lassen wir uns systematisch durch alle Maßnahmen, die der Lebenskraft entgegenwirken, immer weiter davon abhalten, eine eigene Immunität zu entwickeln.

Wir leben in einer Zeit, wo Menschen sich selbst und ihren Kindern die Macht zur Selbstbestimmung abtrainieren lassen und gleichzeitig resistente Keime züchten, die einem schwachen Immunsystem den Todesstoß versetzen können. Krankheit kommt niemals von außen. Es ist immer das Milieu, welches krank ist, wenn sich Bakterien über das natürliche Maß vermehren oder Viren sich zeigen. Wird die Lebenskraft auf Dauer unterdrückt, kann es sein, dass sie bald keine Macht mehr besitzt, selbstheilend zu reagieren.

Mit der Ansteckung an eine klassische Kinderkrankheit versucht der Organismus immer, die auf das Kind einwirkenden fremden Informationen zu erkennen und unter Kenntnis der neuen Information eine Balance herzustellen. Es erscheint nur dann eine Kinderkrankheit, wenn es in der Familie keine Hilfe zur bewussten Erkennung fremder

Energien gibt. Das bewusste Erkennen fremder Energien setzt allerdings voraus, dass die Eltern alle Energien bewusst wahrnehmen können. Das ist bei den meisten Erwachsenen heute definitiv nicht der Fall, wir können jedoch zunehmend etwas daran ändern.

Für alle Kinder ist es lebenswichtig, sich mit allem bislang Unerkannten Schritt für Schritt erfolgreich auseinanderzusetzen. Dabei geht es um die Entwicklung *ihres* Immunsystems und damit um die Entwicklung der Kinder zu gesunden und selbstbestimmten Menschen. Für erfolgreiche Auseinandersetzung mit fremden Energien benötigt jedes Kind seine ureigene und ursprünglich gesunde Lebenskraft.

MIKROORGANISMEN

Mutter Erde ist ein vollkommener Planet mit einer ursprünglich paradiesischen Natur, wo alles in Einklang miteinander existiert, in höchster Harmonie. Jede Zerstörung geschah oder geschieht ursprünglich durch Menschen. Kein anderes Wesen hat solche Macht, Harmonie oder Disharmonie herzustellen, wie der Mensch. Die gesamte Natur dient dem Menschen, nicht nur über alle möglichen Arten von Heilpflanzen, Elementen und Kristallen zur Heilung, nicht nur über die ursprünglich saubere Luft zum Atmen, das ursprünglich reine Wasser zum Trinken, das Sonnenlicht, die Blüten, die Früchte und das Grün der Natur…

Alles dient dem Menschen zu seiner Erkenntnis sowie dazu, Heilung zu erfahren und Mutter Erde wieder heil sein zu lassen. Jedes Lebewesen, und sei es noch so klein, dient dem Menschen. Vielleicht mag das für den einen oder anderen ein ungeheuerlicher Gedanke sein: auch Geschöpfe wie Spinnen, Würmer und Kellerasseln dienen dem Ganzen, selbst Schlangen, Ratten, Mücken, Moskitos, Zecken… Auch die Bakterien dienen dem Menschen. Alle Mikroorganismen sind für unser Leben von entscheidender Bedeutung, sie sind nicht nur Teil des Lebens, sondern sogar existentieller Bestandteil des menschlichen Körpers.

Natürlich stöhnt die Natur auf, geht der Mensch zerstörerisch mit ihr um, vor allem je mehr die Zerstörung das Leben auszulöschen droht. Auch unser Planet besitzt eine eigene Lebenskraft und die Fähigkeit zur Selbstheilung. Alles, was aus dem Gleichgewicht geraten ist, möchte wieder zu einer Harmonie finden. Mutter Erde dient dem Menschen auch darin, dies zu erkennen. Mutter Erde möchte *mit* dem Menschen gemeinsam in Heilung kommen, soweit dies möglich ist.

BAKTERIEN

Während einer sogenannten bakteriellen Infektion vermehren sich bestimmte Bakterien über ein gesundes Maß hinaus und an bestimmten Körperstellen, um dort zu helfen, körperliche Signale zu setzen.

Der Körper ist der weiseste Arzt des Menschen, er zeigt über sein Befinden, ob der Mensch im Einklang mit seiner Seele lebt. Die betroffenen Körperbereiche weisen generell auf das eigentliche Problem hin. Unsere Seele spricht durch unseren Körper mit unserem Bewusstsein auch über eine verstopfte Nase, Husten, Hautausschläge, Schmerzen… Die sogenannte *Metamedizin* befasst sich mit den Botschaften des Körpers, was gute Hinweise geben kann, den eigentlichen Ursachen individueller Krankheit auf die Spur zu kommen, wenn auch jede Erkrankung immer individuell zu betrachten ist.

In allen Fällen, wo der Körper Symptome entwickelt, dienen Mikroorganismen wie Bakterien und Pilze dazu, an bestimmten Stellen sichtbar und spürbar zu machen, dass etwas nicht in Harmonie ist. Viele Symptome dienen außerdem dazu, still zu werden und zur Ruhe zu kommen, wenn diese Zeichen nicht über schmerz- und entzündungshemmende Mittel ausgeschaltet werden.

Es sind nicht die Kleinstlebewesen, welche uns *von außen* attackieren und durch ihre Anwesenheit Krankheit erzeugen, uns machen auch nicht die betroffenen Organe krank. Und es sind auch nicht die Mikroorganismen, die entscheiden, von welchem Kind sie mit welchem Tröpfchen zu welchem anderen Kind fliegen werden. Bei allen mikroskopisch nachweisbaren *Anderen* handelt es sich immer um äußerst wichtige Begleitzeichen. Der Kern eines jeden Übels ist geistiger Art, liegt im erkrankten Menschen selbst und kann auch nur durch ihn gelöst werden.

An dieser Stelle möchte ich auf den zumeist gefürchteten Wundstarr-krampf eingehen, genannt Tetanus. Manchen Menschen ist gar nicht bewusst, dass Tetanus keine Kinderkrankheit darstellt, sondern eine Infektion, welche sich nur dann infolge einer Verletzung in einem Organismus ausbreiteten kann, wenn das Immunsystem inaktiv, die Lebenskraft geschwächt und die Wunde verschlossen ist, bevor die Selbstreinigung stattgefunden hat. Es ist ganz normal für ein intaktes Immunsystem, in den Organismus eingedrungene Fremdstoffe und Verunreinigungen mit Hilfe des Blutes, der Lymphe und der Haut hin-auszutransportieren, bevor eine Wunde sich zur Heilung verschließt.

Die einer Tetanus-Infektion beiwohnenden Bakterien benötigen so-genannte anaerobe Bedingungen, um sich im Organismus überhaupt vermehren zu können, also die völlige Abwesenheit von Sauerstoff. Dieses Milieu kann nur in einem geschwächten Organismus entstehen, da ein gesunder Organismus sofort über das Blut mit einer Selbstreini-gung reagiert und sich eine Wunde erst dann verschließt, wenn alles Körperfremde ausgeleitet worden ist. Aus diesem Grunde ist es auch wenig sinnvoll, Wunden von außen zu desinfizieren, denn mit solchen Maßnahmen könnten tiefe Wunden verschlossen werden, ohne dass zuvor eine vollständige Reinigung der verletzten Bereiche stattgefun-den hat.

Tetanus-Bakterien sondern Toxine ab, welche – nur in verunreinig-ten Wunden unter Luftabschluss – die gefürchteten Krampfbeschwer-den über eine Schädigung des Nervensystems hervorrufen können. Hier wird deutlich, dass wir es heute mit Wundversorgungsmaßnah-men zu tun haben, welche nicht auf ein intaktes und gut funktionieren-des Immunsystem gerichtet sind. Sowohl die übliche Wundversorgung mit rein äußerlichen Sterilisierungsmaßnahmen als auch die aktive und passive Tetatus-Impfung wirken der natürlichen Funktion des Immun-systems entgegen. Sinnvoller wäre es, dem Organismus immer zuerst die Chance zu geben, sich selbst zu reinigen und zu heilen, bevor Maß-nahmen ergriffen werden, welche das Immunsystem umgehen und es damit schwächen.

Krankheiten können, ganz gleich, welche Form sie annehmen, immer nur dann kompliziert oder gar lebensgefährlich werden, wenn das Immunsystem umgangen wird, es unreif ist und die Lebenskraft zu schwach. Dies ist bei Tetanus nicht anders als bei den klassischen Kinderkrankheiten sowie Krankheiten überhaupt.

KRANKHEITSFELDER

Je nach der Aufmerksamkeit, welche ein Krankheitsfeld erhält, sei es durch die Zahl auftretender Erkrankungen, durch Ängste oder auch durch Gegenmaßnahmen, um so stärker tritt eine Krankheit in Erscheinung. Jede Krankheit existiert in erster Linie als ein Informationsfeld, besitzt eine geistige Ausrichtung und Energie zur Verwirklichung. Jede Krankheit entsteht aufgrund einer Geisteshaltung zu einer ungesunden Lebensweise, welche den Körper nicht im Einklang mit Geist und Seele schwingen lässt, und nährt sich von allen diesen Zustand begleitenden Gefühlen. Gefühle, ganz gleich welcher Art, sind reine Energie.

Es existieren kleinere, individuelle Krankheitsfelder, begleitet von persönlichen Gefühlen, bis hin zu sehr großen und mächtigen Feldern, welche durch die Gefühle vieler Menschen genährt werden und erst dadurch ihre Macht erhalten, sich zu Epidemien auszuweiten.

Jedes Informationsfeld, also auch jedes Krankheitsfeld, besteht aus konzentrierten Gedanken und wird von den es bewegenden Gefühlen genährt. Gefühle können bei einem Menschen, welcher in Frieden mit sich selbst ist, aus seiner Mitte heraus einfach da sein, und die Energien können bewusst schöpferisch genutzt werden. Wenn Gefühle einen Menschen stark bewegen, egal ob es aus Freude, Trauer oder Wut geschieht, zeigen sie sich als wirksame Emotionen. Der Begriff *E-motion* ist ein Synonym für Energie-Bewegung (*energy-motion*).

Wenn wir uns unseren Körper als Fahrzeug des Lebens vorstellen, so sind unsere Gedanken das Steuer und unsere Gefühle dienen als Treibstoff. Gedanken tragen Informationen, Gefühle haben die Energie zur Bewegung. Kummer, Ängste und sogenannter Stress gelten natürlich als Krankheitsursachen. Gefühle schwächen den Organismus allerdings nur dann, wenn ein Mensch sie als unangenehm empfindet und sich emotional von ihnen bewegen lässt, sich gar mit ihnen identifiziert. Wenn Emotionen destruktive Gedanken begleiten, geben sie ihnen Macht. Die Furcht vor bestimmten Krankheiten, Ängste, Wut, Ablehnung oder auch Schadenfreude bilden zielgerichtete Energien zur Ansteckung mit eben diesen in der Aufmerksamkeit liegenden Krankheiten und machen eine Infektion wahrscheinlicher. Sind viele Menschen bezüglich eines Themas, einer Krankheit oder auch der Gegenmaßnahmen emotional aufgebracht, hat dies eine enorm stärkende Wirkung für dieses Feld.

So existieren sehr große und machtvolle Krankheitsfelder, welche über die stetige Aufmerksamkeit sehr vieler Menschen und deren Befürchtungen anwachsen. Solche Felder erweitern sich ständig um starke angstbehaftete Gedanken über diese Krankheit. Solche Felder erweitern sich aber auch um gezielt ausgesendete Informationen zum Erhalt der Krankheiten. Es ist wichtig zu erkennen, dass es heute auch Menschen gibt, welche an der Erhaltung von Krankheiten und deren Gegenmaßnahmen interessiert sind und in diesem Sinne auch gezielt Informationen verbreiten.

Krankheitsfelder können sich wie alle disharmonischen Felder nur auflösen, wenn ihnen die Aufmerksamkeit entzogen wird.

VIREN

Wie Bakterien als selbständige Lebewesen und in Kulturen nachweisbar sind, so sind es die Viren nicht. Viren gelten nur dann als *lebensfähig* und in der Lage sich *fortzupflanzen*, wenn sie eine sogenannte Wirtszelle besitzen. Viren sind immer Ausdruck eines krankmachenden Informationsfeldes, sie besitzen keine eigene Lebensform und existieren als parasitäre Fremdinformation.

Viren können durch ihren Informationsgehalt lebendige Zellen verformen, diese zur Reproduktion der Virusinformation zwingen und auch deren genetische Information verändern. Viren wirken ähnlich einem trojanischen Pferd. Sie erscheinen in menschlichen oder tierischen Zellen als Zeichen der Ansteckung an eine gegen die Harmonie gerichtete Lebensweise. Sie stellen eine zerstörende Information fremder Energie dar, welche vom *infizierten* Organismus selbst reproduziert wird.

Viren können nicht selbst die Ursache von Krankheiten sein. Es muss etwas da sein, was die Virusinformation erzeugt und ausgesendet hat, bevor eine Zelle eine Virusinformation trägt. Das, was vor dem Virus existiert und diesen überhaupt erst hervorbringt, ist nicht stofflich erkennbar, sondern nur geistig-energetisch vorhanden. Der Ursprung eines Virus ist immer ein ursprünglich durch Gedankenenergie erzeugtes Krankheitsfeld. So haben wir es heute auch mit äußerst gefürchteten Viruserkrankungen zu tun, welche extremer Unvernunft gepaart mit wissenschaftlichen Experimenten entspringen.

Der beste Schutz vor Virusinfektionen ist immer die Ausrichtung auf Gesundheit. Jeder Gedanke an solch furchtbare Felder nährt diese, ob wir es wollen oder nicht. Jeder Gedanke allerdings, welcher auf das Leben ausgerichtet ist, bringt eine Entfernung von destruktiven Energiefeldern, gleich welcher Art. Es ist ein Gesetz, dass sich die Erschaffer destruktiver Energiefelder am Ende selbst zerstören, wenn sie nicht rechtzeitig zu einer Heilung dessen umkehren, was sie erschaffen haben.

Der Nachweis von Viren ist im Grunde überhaupt der Nachweis der Existenz von krankheitsverursachenden Informationsfeldern und deren Wirkung auf lebende Organismen. Da sich ein Informationsfeld um so mehr verstärkt, je mehr es genährt wird, wird auch klar, wie sich verheerende Epidemien durch ein gewisses Maß an Aufmerksamkeit ausbreiten. Es wird deutlich, dass große Angst vor einer Ansteckung viel wahrscheinlicher auch eine Ansteckung nach sich zieht, ganz gleich, ob die Angst auf sich selbst oder die Familie gerichtet ist.

In einem virusinformierten Organismus kann es leicht zu übermäßiger Vermehrung von Mikroorganismen wie auch zu unkontrolliertem Zellwachstum kommen.

Wir haben es bei der Entstehung von Krankheit zuerst mit einem Krankheitsfeld auf geistig-energetischer Ebene zu tun, an dem sich manche Menschen anstecken, manche nicht. Ein Krankheitsfeld kann derart aggressiv sein, dass es in den menschlichen Zellen Veränderungen hervorruft. Diese werden, wenn nachweisbar, als sogenannte Viren identifiziert. Alle Erkrankungen, welche mit einer virusbedingten Zellveränderung einhergehen, sind Anzeichen stark auf den Menschen einwirkender disharmonischer Informationsfelder aufgrund einer ungesunder Anpassung an existenzbedrohende Lebenssituationen.

Virusbegleitete Infektionen stellen ein absolutes Warnzeichen und einen Aufruf dar, das Immunsystem über die Lebenskraft zu stärken, um *nicht* in eine Anpassung zu geraten. Virusbegleitete Infektionen tragen aber auch Impulse in sich, welche den Menschen über die Infektion befähigen, chronisch krank haltende Anpassungen und deren genetische Information aufzulösen. Wie jedes Gift entsprechend seiner Dosis auch eine Heilwirkung besitzt, so trägt jede zerstörerische Information immer auch die Heilinformation in sich. Heilung erreichen kann jedoch nur das Immunsystem mit einer starken Lebenskraft. Kein künstliches Mittel kann dies ersetzen.

Ohne die Mikroorganismen wäre Leben nicht möglich. Der menschliche Körper wäre ohne Mikroorganismen nicht lebensfähig und auch nicht in der Lage, irgendein Symptom von Schmerz und Entzündung zu entwickeln, um auf Missstände hinzuweisen. Wir würden im Falle des Aufenthalts in einem disharmonischen Energiefeld nicht körperlich spüren, dass etwas in uns zu verändern ist, um die Gesundheit oder auch das Leben im Körper zu erhalten.

Krankheit und Tod entstehen niemals ursächlich über Mikroorganismen. Diese erscheinen erst dann in krankhafter Vermehrung, wenn ein Teil des Körpers nicht harmonisch mit der Seelenenergie schwingt. Mikroorganismen vermehren sich besonders dann im Übermaß, wenn sich die Seele zurückzieht und der Körper stirbt. Die Mikroorganismen im menschlichen Organismus erfüllen das, was die körpereigene Information, das Milieu, vorgibt.

Viren dagegen sind ernstzunehmende Anzeichen manipulierend wirkender Felder, welche auf Dauer zu Veränderungen der Erbanlagen führen können, wenn das Immunsystem ihrer nicht gegenwärtig wird.

Die energetische Funktion des Immunsystems

Das Immunsystem eines Menschen ist Ausdruck seiner Selbstbestimmung. In vollkommener Widerspiegelung des gesamten Lebensraumes eines Menschen reagiert sein Immunsystem immer auf eine momentan zu meisternde Situation in seinem Leben. So kann der Mensch eine Erfahrung nach der anderen in sein Leben integrieren und sich darin selbst Schritt für Schritt immer bewusster werden. Das Immunsystem eines Menschen funktioniert stets entsprechend seiner Bewusstheit und den hinter seinen Gedanken und Taten liegenden Absichten. Das Immunsystem spiegelt jederzeit die eigene Ansicht über das Selbst in Beziehung zu allen anderen Menschen und der gesamten Umwelt wider.

Wenn sich eine Seele körperlich erfahren möchte, sendet sie einen Teil von sich mit einem auf einen kleinen Teil begrenzten Bewusstsein aus, um diesen Teil in Beziehung zu sich selbst zu erfahren. Das Immunsystem bildet die körperliche Entsprechung für die Erfahrung aller Beziehungen des Selbstes in einem riesigen Spektrum an Bewusstsein. Die Erfahrungen reichen vom Gefühl des absoluten Getrenntseins vom sogenannten *Außen* bis hin zum Erkennen der absoluten Einheit mit *allem, was existiert.*

Das Immunsystem besitzt eine hundertprozentige Spiegelfunktion, welche alle vom Menschen in sein Umfeld ausgesandten Signale in irgendeiner Form und innerhalb bestimmter Zeiträume zurücksendet, um ihn mit den Früchten all dessen zu konfrontieren, was er je aussät. Der Funktionsumfang des menschlichen Immunsystems zielt insgesamt auf die Erfahrung des innersten Wesens, der innersten Macht und Stärke. Dieser ganzheitlichen Erfahrung dienen alle Auseinandersetzungen zwischen den verschiedenen Polen der zumeist als dual polar erlebten Welt.

So erfährt ein Mensch die Unterschiede zwischen Macht und Ohnmacht, Kraft und Schwäche, Angriff und Verteidigung, Selbstbestimmung und Fremdbestimmung, Offenheit und Schutz, um nur einige zu nennen. Das Immunsystem bietet dem Menschen zugleich auch das Instrument zur Überwindung dualer Prozesse, welche ihm stets das

Bild von einem Sieger oder Besiegten vorgaukeln. Diese Grenzerfahrungen zwischen den Polen dauern jeweils so lange, bis der Mensch erkennt, was die alles vereinenden Eigenschaften in ihm sind, und diese anzuwenden gelernt hat. Mit jeder Meisterung eines solchen Prozesses erkennt der Mensch, was ihm guttut und was nicht, und befähigt ihn in der Folge zu klaren Entscheidungen, was sein eigenes Leben und seinen Lebensraum betrifft.

Die Entwicklungsschritte, welche wir mit Hilfe unseres Immunsystems gehen, müssen sich nicht in Krankheitsprozessen äußern. Sie können ebenso stets in vollem Bewusstsein angestrebt werden.

Ein Schlüsselwort für ein vollkommen gereiftes Immunsystem ist Integrität. *Integrität* ist Ausdruck für eine unbescholtene Ganzheit und Unantastbarkeit. Integrität tritt mit einer vollständigen Selbsterkenntnis des Menschen über jegliche sein Leben berührenden Energien ein. Da das Leben eine unendliche, fortführende Bewegung ist, wird auch klar, dass sich jeder Mensch stetig in einer Entwicklung zu seiner Integrität befindet. Diese Entwicklung ist innerhalb eines Lebens niemals abgeschlossen.

Ob bewusst oder nicht, jeder Mensch existiert in Verbindung und Beziehung zu jedem anderen Menschen. Darum wirkt sein Dasein natürlich nicht nur entwickelnd im individuellen persönlichen Bereich, sondern parallel auch in allen Beziehungssystemen, denen er angehört. Die Aufgabe des Immunsystems ist es, dem Menschen die Wachstums- und Erfahrungspalette im Bereich seiner Umwelt, der Partnerschaften, der Familien und Völker anzubieten, um sich im Gefüge der gesamten Menschheit selbstbestimmt zu erfahren.

Das menschliche Immunsystem ist eine Art *intertransmediales* Gefährt auf der Lebensreise des Menschen *(inter = zwischen; trans = hinüber* oder *hindurch; medial = mittig, in der Mitte* oder *durch die Mitte)*. Das bedeutet: Das Immunsystem bietet uns Räume für Erfahrungen zwischen und jenseits aller von uns selbst ausgesandten und uns gleichzeitig beeinflussenden Energien. Es hilft uns, zwischen allen diesen Energien unterscheiden zu lernen, durch diese Energien zu wachsen und uns durch beständige Transformationen innerhalb dieser Energien unserem wahren Selbst näher und näher zu bringen.

Das Immunsystem ist je nach Bewusstheit des Menschen mehr oder weniger gepanzert und bewaffnet, verletzbar, manipulierbar und offen oder abgegrenzt und beschützt. Es bietet über das Erleben eines Teils des Selbstes in Beziehung zu einem widergespiegelten anderen Teil des Selbstes ein vielfältiges Spektrum zur ganzheitlichen Entwicklung. Absolute Immunität ist immer Ausdruck einer absolut unverteidigten Offenheit aufgrund vollkommener Selbsterkenntnis.

Durch die Verbindungen des Immunsystems mit vielen verschiedenen Organen, dem Blutsystem, der Lymphe, dem Hormonsystem, dem Nervensystem und der Haut erhält der Mensch stets sowohl seelisch als auch körperlich alle Botschaften und Signale, die er braucht, um in der Erkenntnis von Selbstverantwortung und Selbstbestimmung zu wachsen.

Die organischen Bestandteile des Immunsystems

Zu den zentralen organischen Bestandteilen des menschlichen Immunsystems zählen vor allem die Milz und die Thymusdrüse. Sämtliche Lymphdrüsen und -bahnen sowie Blut und Knochenmark gehören zu den funktionsausübenden Bestandteilen. Das Immunsystem steht eng mit dem hormonellen Botensystem in Verbindung.

Lymphdrüsen befinden sich überall im Körper und kommen an verschiedenen Stellen in konzentrierter Anordnung vor. Die Lymphdrüsen im zentral gelagerten Mesenterium, dem Dünndarmgekröse, spielen bei allen Immunvorgängen eine zentral regulierende Rolle, weshalb auch Infektionen, welche nicht direkt den Verdauungstrakt betreffen, mit Bauchschmerzen einhergehen können.

In der Immunabwehr eines Kindes sind außerdem besonders die Drüsen des lymphatischen Rachenrings mit den Mandeln, auch Tonsillen genannt, sowie der Wurmfortsatz des Blinddarms von größerer Bedeutung.

Bei Infektionen sind allgemein oft die Unterkiefer- und Halslymph-
knoten, die Lymphknoten unter den Achseln sowie in den Leisten aktiv.
Je nach Erkrankung können bei einem Abwehrprozess erhöhte Aktivi-
täten der Lymphdrüsen in einem bestimmten Gebiet des Körpers wahrgenommen werden oder auch allgemein im ganzen Organismus. So
werden Lymphdrüsenschwellungen je nach Erkrankung entweder lokal
begrenzt oder generalisiert im ganzen Körper diagnostiziert.

Die Milz

Neben Magen, Zwölffingerdarm, Bauchspeicheldrüse, Leber und Galle
ist die Milz eines der Organe, welche vom Sonnenchakra mit Lebens-
energie versorgt werden. Dieses auch als Solarplexus bezeichnete Ener-
giezentrum spiegelt alle unsere Beziehungen zur Umwelt wider und
berührt auf körperlicher Ebene die Nahrungsaufnahme, die Sortierung
in brauchbare und nicht brauchbare Bestandteile sowie die daraus folgende Verdauung und Entgiftung. Der Solarplexus erscheint energetisch wie unsere große innere Sonne, deren Strahlen jeweils die einzelnen Beziehungen zu unserer Außenwelt repräsentieren.

Die Organe, welche sich im energetisch vom Solarplexus versorg-
ten Bereich befinden, kümmern sich sozusagen um all das, was in
Beziehung zu anderen Menschen und zur Umwelt ausgetauscht wird.
In diesem Austausch geht es grob um die Unterscheidung von ein-
treffenden Energien, welche auf seelischer Ebene als Empfindungen,
auf stofflicher Ebene als Nahrung oder Gifte erkannt werden. Je nach
Bewusstseinszustand und Selbstbestimmung entscheidet der Mensch
über die Annahme oder die Ablehnung von Energien und Stoffen. Die
Vorgänge im Bereich des Solarplexus spiegeln seine innere Haltung und
die Macht wider, seiner Umwelt gegenüberzutreten.

Wie in Beziehungen oft allerlei Kompromisse eingegangen werden,
so auch bei den Energien im Austausch mit der Umwelt. So werden
weder die Nährstoffe und die Gifte noch die gesunden oder die krankmachenden Energien immer als das erkannt, als was sie tatsächlich auf
uns einwirken. Die mit all diesen Stoffen und Energien verbundene
Aufnahme, Verdauung, Ausscheidung und Verstoffwechselung funk-

tioniert analog dem Erkennen, was unserem Wohlbefinden dienlich ist und was nicht.

Neben der großen inneren Sonne zeigt sich die Milz energetisch als *Kleine Sonne* im Solarplexusbereich und von hier aus als ein Energieimpulsgeber für das Immunverhalten. Die Milz sowie auch die nach ihr benannten Chakren in der Mitte des Körpers nehmen eine zentrale Stelle zur Identifizierung fremder Energien und Stoffe ein, welche nicht bewusst erkannt werden. Das bedeutet: Ein Mensch, der sich dauerhaft in einer für ihn ungesunden Situation befindet, wird früher oder später krank. Sein Immunsystem erhält über die Milz alle Information über Störimpulse. Damit sind störende Energien gemeint, die der Mensch bewusst nicht wahrnehmen kann oder möchte, weil er sonst eine Entscheidung zur Befreiung aus einer unguten Situation treffen müsste, wozu er derzeit nicht den Mut oder die Fähigkeit besitzt.

Die Milz meldet bei einem für die Seele auf Dauer unzulässigen disharmonischen Zustand den Status Quo an weitere Organe des Körpers zur Mobilisierung des Immunsystems. Der Organismus bereitet sich innerlich auf eine notwendige Konfliktlösung vor, einen lebensnotwendigen Schritt, welcher der Befreiung aus einer inzwischen unhaltbaren Lebenssituation dient. Wird die Information der Milz auf Dauer vom Immunsystem nicht beantwortet, weil dieses manipuliert oder geschwächt ist, verringert die Milz ihre Signalfunktion.

Die Milz unterscheidet grob drei Situationen innerer Harmonie oder Disharmonie, in denen sie auf eine bestimmte Weise aktiv ist:
• Frieden,
• Konflikt mit aktivierter Lebenskraft,
• Konfliktmanifestation bei chronischer Schwächung der Lebenskraft.
In **Friedenszeiten** bewirken Milz und Milzenergie folgende Aktionen über das Blut: Rote und weiße Blutzellen wie auch die Blutplättchen werden in einem harmonischen Gleichgewicht zueinander gehalten. Das Eisenspeicherverhalten der roten Blutkörperchen ist relativ hoch, das verfügbare Eisen bleibt in einem harmonischen Mittelmaß. Rote Blutzellen, die ein gewisses Alter und eine bestimmte Größe erreicht haben, werden herausgefiltert und zerlegt, die Bildung neuer roter Blutzellen wird dadurch ständig angeregt. Die weißen Blutzellen stehen

eher auf Abruf bereit, sie sind weniger aktiv und in Bewegung als in einer Konfliktsituation.

In einer **Konfliktsituation mit aktivierter Lebenskraft** beginnt die Milz ab dem Zeitpunkt, wo eine Lebenssituation persönlich, systemisch oder kollektiv unhaltbar wird, das Blut mit der Konfliktbotschaft zu informieren. Die Milz als Organ beginnt gleichzeitig in einer anderen Energie zu schwingen, welche sie grobporiger werden lässt. Dies ist vergleichbar mit dem Atem. Ein gesunder Mensch auf einem gemächlichen Spaziergang atmet leicht und sanft durch die Nase ein und erhält genug Sauerstoff. Ein Mensch, der schnell läuft und alle seine Kräfte mobilisiert, beginnt tiefer zu atmen, vielleicht dabei auch den Mund zu öffnen, um mehr Luft je Atemzug zu inhalieren. Kranke Menschen sind schnell außer Atem und atmen schneller bei Belastung durch den Mund ein als gesunde.

Die Milz öffnet im Konfliktfall ihre Poren weiter und filtert weniger reife rote Blutzellen aus dem Blut. Zellen, welche sie in gesunden Zeiten abbauen würde, bleiben länger im Blutkreislauf. Die Neubildung roter Blutzellen soll für die Dauer des Konfliktes eingeschränkt werden, da die Energie mehr zur Abwehr verwendet werden soll als für die Selbstversorgung. Es entsteht ein Ungleichgewicht im Verhältnis der Anzahl der roten zu den weißen Blutzellen. Infolge der Vergrößerung der Masse der einzelnen roten Blutzellen, was wie eine innere Kräftesammlung wirkt, wird eine vermehrte Bildung weißer Blutzellen und deren erhöhte Aktivität provoziert. Der Organismus ist in Alarmbereitschaft.

Eine Konfliktinformation führt bildlich immer zuerst zu einer Aufrüstung mit Selbstversorgungsenergie. Rote Blutzellen, welche Ausdruck der inneren Fülle sind, werden größer und voller, sie binden mehr Energie je Teilchen. Die Lebenskraft beginnt sich zum inneren Zentrum wie zur Mitte des Körpers hin zu konzentrieren.

Ein Beispiel kann uns dies bildlich vor Augen führen: Wenn ein Burgherr sich darauf einstellt, dass ein Kampf um seine Burg stattfinden wird, so lässt er natürlich zuerst seine Burg mit allem versorgen, was für eine längere Belagerung benötigt wird. Er wird mehr Nahrung von den Bauern der umliegenden Ländereien bringen lassen als in Friedenszeiten. Gleichzeitig wird der Burgherr alle verfügbaren Menschen von den umliegenden Ländern zusammenrufen, die ihm als Soldaten dienen sollen. Er betraut weniger Leute mit der Eigenversorgung, dafür mehr mit der Abwehr und Verteidigung. Eine ähnliche Aktion bewirkt die Botschaft der Milz über eine zu meisternde Konfliktsituation im Organismus: Es werden nun in Folge der Energiemobilisierung in den roten Blutkörperchen (Versorgung) auch vermehrt weiße Blutkörperchen (Kämpfer) im Organismus gebildet.

Im Falle eines totalen Erschöpfungszustandes, also einer **dauerhaften Konfliktsituation mit chronischer Schwächung der Lebenskraft**, vergleichbar einer langanhaltenden Festungsbelagerung, sollte ein Mensch unbedingt seine Milzenergie stärken. Wie bei einer zu langen Belagerung einer Burg, welche längst alle Nahrungsreserven aufgebraucht und jede Menge Opfer unter den Soldaten zu beklagen hat, braucht es einen Kurswechsel, damit die Burg nicht fällt. Hier bedarf es der Hilfe aus anderer Richtung. Die Stärkung chronisch beanspruchter Milzenergie ist auf geistig-energetischem Wege sehr gut möglich und führt oft schnell zu einem Umdenken des betroffenen Menschen, wie er sich selbst besser schützen und aus unguten Lebenssituationen oder Beziehungen lösen kann.

Heilungsgeschichte zur Stärkung der Milz-Energie

Schließe deine Augen und fühle in dein Herz... lass dich ganz einfach in dein Herz hineinfallen. Licht und Schatten können dich dabei umgeben und sich abwechseln. Du fällst tiefer und tiefer in dein Herz, tiefer und tiefer ... Nun landest du barfuß auf weichem Gras, und vor dir erscheint eine große Brücke. Diese Brücke führt über einen Wassergraben zu einer Burg: Das ist deine eigene Burg Milz!

Du bist hier für alle Menschen unsichtbar, die in der Burg und um sie herum sind. Nur der Herrscher der Burg kann dich sehen. Schau dich um, wie es hier aussieht. Ist es schön hier und herrscht Frieden? Oder gibt es eine feindliche Belagerung oder vielleicht sogar einen Krieg? Schau dir genau an, in welchem Zustand deine Burg Milz ist. Wie geht es den Menschen, die in der Burg und auf dem Land um sie herum leben, wie sieht die

Brücke aus und wie der Wassergraben... Nun geh in deine Burg hinein und schau dich im Burghof und im Inneren der Burg um. Suche nach dem Burgherren und schau dir genau an, wie es den Menschen in der Burg geht...

Räume alles auf, wenn es etwas aufzuräumen gibt, und übernimm das Kommando, wenn etwas in Ordnung zu bringen ist. Hilf dem Burgherren auf die Beine, wenn er schwach ist. Versorge deine Burg Milz mit allem, was nötig ist, und kümmere dich darum, dass es allen Menschen, die zur Burg gehören, gutgeht...

Gib ein Zeichen, wenn alles gut ist... Nun ist es vollbracht. Deine Burg ist aufgeräumt und steht in voller Kraft da. Die Sonne scheint jetzt hell und angenehm warm für dich. Lass dich vom Licht der strahlenden Sonne aus dem Bild herausheben und zurück in dein Herz tragen. Nun öffne wieder deine Augen. Deine Milz ist jetzt stark.

DER THYMUS

Die Thymusdrüse gilt als in der Kindheit aktiver als im Erwachsenenalter. Diese zentrale Drüse scheint sich bei erwachsenen Menschen weit zurückzubilden, als hätte sie keine Aufgabe mehr zu erfüllen. Die Funktion des Thymus ist jedoch für ein selbstbestimmtes Leben außerordentlich wichtig.

Wenn sich ein Mensch den äußeren Bedingungen vollständig anzupassen und unterzuordnen lernt, kann er selbst zum Sklaven der scheinbar von außen diktierten Lebensbedingungen werden. Er funktioniert einfach, wie eine Maschine aus Eiweiß und Blut.

Ein anderer Mensch, der sich an der inneren Wahrheit ausrichtet, wird dies nicht tun, sondern auf Dauer weder eine Scheinharmonie noch Kompromisse wählen, um einen falschen Frieden mit der Außenwelt aufrechtzuerhalten. Je nachdem, wie sehr sich ein Mensch von einem funktionierenden Sklaven unterscheidet und der Sinn seines Lebens dem Streben nach der inneren Wahrheit dient, ist sein Thymus gut entwickelt, wahrscheinlich größer in der Form, auf jeden Fall jedoch aktiv.

Kinder orientieren sich je nach ihren Lebensbedingungen, ihrer inneren Stärke und der Liebe, die sie in ihrem Leben empfinden, noch weit mehr an ihrer inneren Wahrheit als erwachsene Menschen. Mit zunehmendem Alter jedoch, so können wir heute beobachten, beginnt sich jeder Mensch mehr oder weniger an die äußeren Erfordernisse anzupassen. Analog zur inneren Ausrichtung ist die Thymusdrüse des Kindes eher aktiv und groß, die des Erwachsenen erscheint eher verschlafen und verkümmert. Dies hat jedoch wenig mit dem Alter zu tun, sondern weit mehr damit, ob das Leben seine Ausrichtung an der inneren Wahrheit oder an äußeren Erwartungen findet.

Der Thymus besteht aus konzentriertem Drüsengewebe und ist so etwas wie die Idealvorlage oder Blaupause des gesamten Lymphdrüsensystems im Körper. Alle Drüsen des Lymphsystems arbeiten in Analogie zur Funktion der Thymusdrüse.

Das Thymuschakra ist eine wichtige Schaltzentrale zur Verbindung von Lymphe und Hormonsystem. Das Hormonsystem ist das Informationssystem des Organismus, das im Idealfall Regulationsbotschaften übermittelt, welche im Einklang mit der Seele schwingen. Die einzelnen Hormone sind die Informationsboten, welche die zentralen Botschaften ohne Flüssigkeiten, wie Blut oder Lymphe, übermitteln können. Es gibt Hormone verschiedener Arten und Funktionsbereiche. Die ursprüngliche Botschaft zur Gesamtfunktion des Organismus kommt von der Seelenebene. Die einzelnen Hormone übermitteln die Teilbotschaften je nach Immunität des Menschen klar wahrheitsgetreu oder verändert, wenn Manipulationen stattfinden. Je schwächer die Immunität ist, um so anfälliger für Veränderungen und Manipulationen ist auch das Hormonsystem.

Wie die Milz kennt auch der Thymus drei grundlegende Funktionszustände: den Frieden, die Konfliktlösungsbereitschaft und den Zustand chronischer Schwäche.

In den sogenannten **Friedenszeiten** sorgt ein gesunder Thymus in Einklang mit harmonischer Information durch hormonelle Boten für einen stetigen sauberen Fluss der Lymphe und eine natürliche Entschlackung über die Lymphdrüsen des Körpers.

Im Falle einer **chronischen Schwächung der Lebenskraft** kann die Thymus-Energie Blockaden in den Lymphdrüsen und Staus in den Lymphbahnen hervorrufen, um die zentralen Lebensfunktionen aufrechtzuerhalten, während unwichtigere Funktionen eher vernachlässigt werden. Im Fall krankmachenden Funktionierens nach äußeren Bedingungen steuert der Thymus die Lymphe hauptsächlich zu reinigenden Abflüssen aus den lebenswichtigsten Körperorganen. Nicht zum Überleben wichtige Körperbestandteile können in Fällen schwerer körperlicher Erkrankungen vom reinigenden Lymphfluss regelrecht abgeschnitten werden, da der Gesamtorganismus mit dem Abtransport der Giftstoffe aus beinahe abgetöteten Körperbereichen die Überlebensfunktion gefährden würde. Im Zweifel reagiert, soweit sie stark genug ist, die Lebenskraft mit einem akuten Aufflammen, um wichtige Bestandteile des Körpers wieder in Funktion zu bringen.

Ein Beispiel für eingedämmte Lymphflüsse sind die häufig zu beobachtenden Lymphstaus nach Amputationen wegen Tumorwachstums. Diese Staus haben nicht nur etwas mit entfernten Lymphdrüsen zu tun, sondern mehr mit einer eingeschränkten Funktion des Lymphsystems. Bei echter Heilung von Krebs könnte sich gesundes Lymphdrüsengewebe nachbilden, welches den Fluss wieder ermöglicht.

Im **Zustand einer aktiven Konfliktlösung**, wie bei einer Infektion oder Kinderkrankheit, zeigt sich der Thymus über sein gleichnamiges Chakra als eine hochsensible Steuerungszentrale zur Energiesammlung und Regelung aller Zu- und Abflüsse ähnlich einem Wasserkraftwerk in den Bergen während der Schneeschmelze. Es ist in einem aktiven Konflikt wichtig, die Energien wie das Wasser so zu sammeln und in Fluss zu bringen, dass es weder den Speicher und das Kraftwerk noch die Gebiete, in welche die Wasserströme abfließen, zerstört.

Heilungsgeschichte zur Stärkung der Thymus-Energie

Schließe deine Augen und fühle in dein Herz... lass dich ganz einfach in dein Herz hineinfallen. Licht und Schatten können dich dabei umgeben und sich abwechseln. Du fällst tiefer und tiefer in dein Herz, tiefer und tiefer... Nun landest du barfuß auf kühlem

Stein. Du stehst vor einem riesigen See. Dieser See ist ein Stausee, in dem das Wasser, das aus den hohen Bergen ringsum kommt, gesammelt wird. Du siehst auch eine große Staumauer mit Öffnungen, durch die das Wasser in das tiefergelegene Land fließen kann, wenn die Schleusen geöffnet sind. Schau dir die Flüsse an, die aus den Bergen in den Stausee fließen, wie wild oder sanft sie fließen. Schau dir an, wie klar das Wasser ist und ob Fische in den Flüssen und im See schwimmen. Schau dir alles ganz genau an…

Dann siehst du ein kleines Häuschen in der Nähe der Staumauer. In diesem Häuschen befindet sich die Steuerung für die Wasserkraft. Schau dir genau an, in welchem Zustand sich das Häuschen befindet, es ist die Zentrale des Wasserkraftwerkes…

Geh nun in die Zentrale hinein und schau, wie es innen aussieht. Hier in der Zentrale arbeitet der Chef des Kraftwerkes, schau dir genau an, wie es ihm geht… Wenn etwas nicht richtig funktioniert, repariere es und räume auf, was in Ordnung gebracht werden muss. Hilf dem Chef, wenn es ihm nicht gutgeht, wieder alles richtig zu bedienen…

Nun bist du fertig, du kommst heraus, und es ist schon Nacht. Über dir strahlen die Sterne, und du siehst auch den Mond, der als großer silberner Vollmond am Himmel steht. Lass dich vom Licht des silbernen Mondes aus dem Bild herausheben und zurück in dein Herz tragen. Nun öffne wieder deine Augen. Dein Thymus funktioniert jetzt gut.

Die Lymphe

Die Lymphe ist das Allerfeinste, das Intimste und Zarteste im ganzen Körperbetrieb.

Thomas Mann in »Der Zauberberg«

Das Netz der Lymphe mit ihren Bahnen und Knotenpunkten stellt ein hochfeines Adersystem dar, durch welches im Zustand guter Gesundheit eine saubere und sehr klare homogene Flüssigkeit fließt, die

Lymphe. Dem Lymphsystem wird der Abtransport von Stoffwechsel-
endprodukten sowie grobmolekularen Stoffen zugeschrieben sowie die
sogenannte Drainage überschüssigen Wassers aus den Geweben.
Die Lymphe besitzt aber auch eine flüssigkeitsregulierende Funktion,
welche nicht allein auf Abtransport und Abfluss beschränkt ist. Über
die Lymphe wird im allgemeinen der Flüssigkeitsgehalt in den Zellen
und Zellzwischenräumen reguliert und vor allem saubergehalten. Eine
ausgeglichene Lymphfunktion sorgt beim Menschen für ein frisches
und jugendliches Aussehen und entspricht der Hingabe in den Fluss
des Lebens. Im Falle einer Krankheit erfolgen über die Lymphe auch
die Information der Zellen zur Erkennung und Abwehr von Fremdenergien und -stoffen sowie der Abtransport der während der inneren
Harmonisierung ausgeschiedenen Abfallprodukte. Sobald eine Krankheit ihren Höhepunkt erreicht und der Organismus auf der Zellebene
mit der Ausscheidung von Stoffen beginnt, arbeitet das Lymphsystem
überwiegend als eine Art Kanalisation, welche der Entgiftung und Ent-
sorgung dient.

Die Lymphe schwingt sehr fein und besitzt eine hohe Klarheit und
Reinheit, welche in Einklang mit der dem Menschen eigenen Schöpferkraft fließt. Ein Mensch, der aus dem Innersten heraus im Leben stark
schöpferisch tätig ist, hat meist einen besonders klaren Lymphfluss. Ein
Mensch, der seine kreativen Schöpfungen aufgrund der Angepasstheit
an äußere Umstände zurückhält, verfügt eher über einen schwachen
Lymphfluss. Der Lymphflüssigkeit fehlt dann ebenso die Klarheit wie
dem Lebensweg. In jungen Jahren hat ein Mensch in Anbetracht seiner
stärkeren Seelenverbindung eine viel kraftvollere Lymphfunktion als
im Erwachsenenalter.

Heilungsgeschichte zur Harmonisierung der Lymphe

Schließe deine Augen und fühle in dein Herz… lass dich ganz
einfach in dein Herz hineinfallen. Licht und Schatten können dich
dabei umgeben und sich abwechseln. Du fällst tiefer und tiefer
in dein Herz, tiefer und tiefer … Nun landest du barfuß in einem
kleinen Wasserbecken. In diesem Wasserbecken gibt es ganz
viele kleine Quellen, wo Wasser aus der Erde strömt. Und aus

dem Wasserbecken heraus gehen ringsherum unendlich viele Abflüsse in die Landschaft hinein. Sie bilden zuerst kleine Bäche und dann große Flüsse. Schau dich um: Wie sieht deine Landschaft aus, ist sie schön und fruchtbar? Wie gut sprudeln die Quellen? Sind alle Abflüsse frei? Wie sieht das Wasser im Becken aus und in den Flüssen: Ist es schön sauber und kann man es trinken?

Wenn alles in Ordnung ist, ist das gut, wenn nicht, kann es jetzt mit Hilfe des Quellenwächters verändert werden. So oder so rufst du jetzt den Wächter der Urquelle. Die Urquelle liegt unter den vielen kleinen Quellen. Und der Wächter erscheint von unten aus dem Wasser heraus. Es ist ein ganz feines und fast durchsichtiges Wesen, was diese Quellen bewacht. Bitte nun diesen Quellenwächter um Hilfe, wenn etwas in Ordnung gebracht werden muss. Frage den Quellenwächter auch, was du selbst tun kannst, diesen Ort lebendig und schön zu erhalten. Merke dir das, was er dir dazu sagt. Und dann schau zu, was der Wächter tut, um Ordnung in den Quellen und der Landschaft herzustellen…

Bedanke dich dann bei dem Wächter der Urquelle und lass dich von ihm segnen: Der Wächter legt dazu seine Hände auf die Mitte deiner Brust, und du spürst, wie eine gute Kraft in dir ins Fließen kommt, während aus dem Quellwasser Nebel aufsteigen und dich einhüllen. Lass dich nun durch den Nebel nach oben heben und zurück in dein Herz tragen. Öffne wieder deine Augen. Deine Lymphe ist jetzt in Ordnung.

Wichtige Organe des kindlichen Immunsystems

Zu den organischen Bestandteilen des Immunsystems, welchen gerade in der Kindheit eine besondere Rolle zukommt, gehören der lymphatische Rachenring mit den Mandeln sowie der Wurmfortsatz am Blinddarm. Leider werden diese Organe heute sehr häufig und fast schon routinemäßig operativ entfernt.

Stellen Sie sich vor, eine Warnleuchte bei einem Fahrzeug zeigt an, dass das Wasser für die Scheibenwischanlage fehlt. Niemand, der bei Verstand ist, würde die Warnleuchte entfernen, wenn diese blinkt. Und es würde auch kein vernunftbegabtes Wesen den Wasserbehälter ausbauen, damit die Lampe zu blinken aufhört.

Der Umgang mit Krankheitssymptomen sollte ähnlich vernünftig sein. Es wäre besser, alle Warnsignale rechtzeitig zu beachten und nicht bei den ersten Anzeichen auszulöschen. Es ist bei weitem sinnvoller, sich der Aufgabe aller Organe oder Organbestandteile bewusst zu sein und immer eine ganzheitliche Stärkung der Lebenskraft anzustreben, um ein von Grund auf gut funktionierendes Immunsystem zu erhalten.

DIE MANDELN

Die Mandeln, auch Tonsillen genannt, sind Ansammlungen konzentrierten lymphatischen Gewebes, welche sich in Mund- und Rachenraum direkt unter der Schleimhaut befinden und wie stille Wächter die Eintrittspforten des Organismus bewachen. Die Mandeln sind in der Kindheit besonders aktiv.

Da gibt es im oberen Rachen den Gewebebereich der sogenannten **Rachenmandel**, an welchem bei der Nasenatmung die frische Atemluft vorbeiströmt. Im Rachenmandelgebiet wird geprüft, was über den Atem hereinkommt, bevor die Atemluft weiter in den Hals und die Luftröhre fließt. Der Atem, welcher im gesunden und ruhigen Zustand über die Nase eingesogen und über die Nasenschleimhaut mit deren feinen Härchen von groben Partikeln gereinigt wird, enthält alle Informationen der Umwelt als feinstoffliche Energie und grobstofflich in Form von feinsten bis groben Partikeln. Die Atemluft streicht über den Schleimhautbereich der Rachenmandel und hinterlässt je nach ihrer Zusammensetzung Spuren, welche gegebenenfalls zu Reizungen führen können.

Bei Überreizung, also wenn über die Rachenmandel eine Verunreinigung des Organismus diagnostiziert wird, beginnt diese anzuschwellen. Alle hier über die Lymphe empfangenen Energien werden gleichzeitig im Organismus ausgewertet. Je nach Energieeinströmung kommt es zu einer akuten oder auch anhaltenden Anschwellung und gegebenenfalls zu Schleimbildung. Der gebildete Schleim dient einerseits als Filter und andererseits zum direkten Abtransport der herausgefilterten Stoffe.

Im Rachenbereich des Mundes am hinteren Gaumen befinden sich die paarig erscheinenden **Gaumenmandeln**. Dieses lymphatische Gewebe ist noch empfindlicher als das der Rachenmandel. Hier strömt die bereits an der Gaumenmandel gefilterte Atemluft vorbei. Hier strömt aber auch jeder ungefilterte und noch nicht vorgewärmte Atem der Mundatmung entlang. Wenn ein Mensch mit geöffnetem Mund einatmet, so geschieht das unter erhöhter Anspannung, bei Belastung oder im Falle von Krankheit. Ist der Weg über die Nase bereits stark sensibilisiert oder verstopft und der Organismus über die Rachenmandel bereits alarmiert, so atmen Menschen normalerweise auch ohne körperliche Belastung über den Mund ein. Die Atemluft fließt so an den Gaumenmandeln vollkommen ungefiltert und oft zu kühl entlang.

Die Gaumenmandeln sind so etwas wie Wächter eines inneren Kreises und damit empfindlicher. Wenn hier als unpassend erkannte Energien und Stoffe einströmen, so gibt es einen viel schnelleren Alarm im System als über die Rachenmandel. Reaktionen der Gaumenmandeln und des Schleimhautgewebes im Halsbereich sind wesentlich dynamischer als im Nasenbereich, da die Gefahr einer Verunreinigung des Organismus akuter ist als über ein Erkennen fremder Energien an der Rachenmandel. Der Körper reagiert auf Alarmsignale dieses empfindlichen Sensoriums recht schnell mit Schmerz, Schwellung, Entzündung oder sogar Eiterung als Hinweis, dass eine Reinigung und Schutz dringend vonnöten sind.

Weiteres konzentriertes Lymphgewebe befindet sich im Schleimhautbereich unter der Zunge nahe der Zungenwurzel und wird auch als **Zungenmandel** bezeichnet. Über die Schleimhaut des Mundes nimmt der Mensch einige Komponenten der Nahrung auf, und es kommen hier bereits Verdauungsprozesse in Gang. Auch die Zungenmandel ist ein Wächter für die aufgenommenen Energien, welche sich mit dem Speichel unter der Zunge sammeln.

Der Wurmfortsatz am Blinddarm

Auch wenn meist der Blinddarm selbst *in den Schlagzeilen steht,* ist im Grunde der Wurmfortsatz gemeint, welcher sehr häufig Operationen zum Opfer fällt.

Am Übergang des Dünndarms zum Dickdarm gibt es einen sogenannten blinden Teil des Dickdarms, in dem Stoffe liegenbleiben, welche nicht über den Dickdarm weitertransportiert werden. Die hier liegengebliebenen Stoffe sind Ausdruck für die Unverdaulichkeit bestimmter Informationen. Am unteren Teil geht der Blinddarm wie ein Trichter in den sogenannten *Wurmfortsatz* über, welcher wesentlich dünner ist und eine Sackgasse bildet. Dieser blind zulaufende extrem dünne Darmabschnitt, welcher individuell sehr unterschiedlich lang sein kann, besitzt eine hohe Konzentration lymphatischen Gewebes unter der Darmschleimhaut. Dieses dient dem Erkennen unpassender Stoffe im Organismus, welche erst nach der Verdauung offenbar werden, also nicht an den Eintrittspforten gefiltert wurden.

Gerade im Kindesalter ist dieses Gewebe ein stark beschäftigter Teil des Immunsystems, da sich Menschen in den ersten Lebensjahren mit sehr viel mehr unbekannten Energien auseinandersetzen müssen als im Erwachsenenalter. Der Darm dient nicht nur der Nahrungsaufnahme und Ausscheidung, sondern auch der Filterung von Fremdstoffen, welche es unerkannt bis in den Verdauungskanal geschafft haben.

Hat ein Kind Beschwerden im Bereich des Wurmfortsatzes, so ist das ein Zeichen dafür, dass sich das Kind in irgendeiner Form existentiell bedroht fühlt, wahrscheinlich sogar in seinem engeren Umfeld. Diese Bedrohung ist entweder sehr versteckt für die Angehörigen, oder das Kind fühlt sich nicht genug beschützt. Es ist nun eventuell versucht, um dem ständigen Stress zu entgehen, einen Teil seiner Wahrnehmung auszuschalten. In der Folge sind fremde Energien, welche nicht rechtzeitig genug erkannt worden sind, tief in den Organismus gelangt.

Wenn der Wurmfortsatz Alarm schlägt, geht es immer um eine lähmende Angst mit *Alarmstufe Rot,* während die Wächterfunktion an den Eintrittspforten nicht ausreichend oder nicht mehr zuverlässig funktioniert.

Eine solche bedrohliche Empfindung kann allerdings auch ererbt sein. Das heißt, Kinder mit einem entzündeten Wurmfortsatz müssen sich nicht direkt selbst in einer existentiell bedrohlichen Lebenssituation befinden. Sie können das Gefühl verletzter Integrität auch von ihren Eltern oder Großeltern übernommen haben, wenn diese als Kind existentiell bedrohliche Situationen erlebt haben.

Es ist jedoch sehr wahrscheinlich, dass ein Kind zuvor im Hals Symptome gezeigt hatte, welche überhört oder zum Schweigen gebracht worden sind, bevor es irgendwann eine Reizung oder Entzündung am Wurmfortsatz zeigt.

Die Zeichen des Körpers wahrnehmen

Wenn ein Organ nicht beachtet, ruhiggestellt oder operativ entfernt wird, so signalisiert die Lebenskraft den Alarm an anderer, tieferer Stelle im Körper. Das zeigt sich sowohl im energetischen Bereich über Blockaden der Chakren als auch im körperlichen Bereich über Krankheiten an bestimmten Körperstellen. Werden akute Krankheiten nicht gemeistert, so beginnt ein chronischer Krankheitsverlauf. Wird ein chronischer Krankheitsverlauf nicht zur Heilung angeregt, geht es im nächsten Schritt um die Existenz.

Für das akute Stadium stehen der Solarplexus sowie das Halschakra. Das Immunsystem gehört zum Energiebereich des Solarplexus, zum Energiebereich des Halschakras gehört alles, was wir aufnehmen und von uns geben. Solarplexus und Halschakra arbeiten komplementär. Ebenso komplementär arbeiten das Stirnchakra, welches das Hormonsystem und die zentrale Steuerung der Prozesse im Körper versorgt, und das Sakralchakra, welchem Kreativität und Schöpferkraft entspringen.

Oft verlagern sich akute Krankheiten vom Hals in den Unterleibsbereich, wenn die Warnsignale am Hals nicht beachtet oder unterdrückt worden sind. Wenn wir gehindert werden, unserer Wahrheit auszusprechen (Energiebereich des Halschakras), so hindern wir uns daran, Lebensfreude, Kreativität und Schöpferkraft auszuleben (Energiebereich des Sakralchakras).

Wird eine chronische Belastung nicht zur Heilung angeregt, so geht es sehr bald um die Existenz. Die diesen Themen zugehörigen Chakren sind das Wurzelchakra am Damm und das Kronenchakra am Scheitel.

Eine operative Entfernung der Mandeln im Halsbereich oder eine wiederholte Ruhigstellung durch Antibiotika verursacht früher oder später eine Erkrankung im Unterleibsbereich, wenn die innere Stimme nicht erhört wird. Folgen solcher Symptomunterdrückung im Halsbereich sind in Erkrankungen der Fortpflanzungsorgane, der Blase oder des Darms zu beobachten.

Es ist allerdings umgekehrt auch zu beobachten, dass, wenn auf Symptome im Unterleib ganzheitliche Heilung angeregt wird, wieder akute Heilversuche im Halsbereich auftreten. Es ist zu beobachten, wie alte Symptome erneut auftreten, selbst wenn diese Jahre oder Jahrzehnte unterdrückt waren und selbst dann, wenn die Organe in diesen Bereichen operativ entfernt wurden. Der Organismus kann sogar an Stellen Symptome ausprägen, wo Organe fehlen, als wären die Organe physisch noch vorhanden.

Der physische Körper ist der beste Arzt, den wir je hatten und je haben werden. Er weiß über alles Bescheid und meldet jede Störung rechtzeitig und akkurat. Bei Anregung von Heilungsprozessen über geistig-energetische Impulse erleben wir oft Wunder. Dieses natürliche Hochleistungssystem, welches wir unseren physischen Körper nennen, ist einzigartig und durch höchste Intelligenz belebt. Solch ein Gesundheitssystem, wie es uns unser individueller lebendiger Organismus gibt, konnte und kann keine technische Medizin je erreichen oder gar übertrumpfen. Wir müssen einfach nur wieder lernen, zuzuhören und hinzuschauen, anstatt wegzusehen oder eben *wegzumachen*, was wir gerade nicht sehen wollen, als würde es sich um einen dummen Zufall handeln. Die Natur ist vollkommen, und alles hat einen Sinn. Diesen Sinn nicht verstehen oder sehen zu können, bedeutet nur, dass die Vollkommenheit für den betroffenen Menschen nicht wahrnehmbar ist. Der tiefere Sinn und auch die Vollkommenheit bleiben unterdessen von der Begrenztheit des menschlichen Verstandes unberührt.

Viele Anteile des Immunsystems sind in jungen Jahren aktiver, ausgereifter und funktionstüchtiger als im Erwachsenenalter, wo sie offenbar zurückgebildet oder inaktiv erscheinen. Nicht ausschließlich, aber auch aus diesem Grunde treten die meisten Infektionskrankheiten, welche der Überwindung ererbter chronischer und Zivilisationskrankheiten dienen, im Kindesalter auf.

Die genetische Veranlagung zu Krankheit

Vererbung ist nichts anderes als Ausdruck der Empfindung von Schuld im Familiensystem. Diese Schuld tragen alle Familienangehörigen so lange, bis sie aufgelöst wird. Schuld kann in verschiedenen Ausprägungen empfunden werden und vielerlei Gestalt annehmen. Aller Schuld gemeinsam ist, dass sie erlöst werden möchte, und auch, dass jedem Menschen und jedem Kollektiv dazu alle Möglichkeiten über die lebendige Natur gegeben sind. Schuld ist kein Urteil sondern eine Empfindung. Schuld mag in ihrer Auflösung Energien von Gnade oder Wiedergutmachung freisetzen, doch sie ist immer Ausdruck des Empfindens von Fehlerhaftigkeit.

In einigen ganzheitlichen Sichtweisen wird Schuldbelastung als *Miasma* bezeichnet, in der modernen Medizin als genetischer Fehler, in vielen Religionen als Sünde oder Erbsünde. Die heutige, wissenschaftlich begründete Medizin sieht die Genetik als eher fest und gegeben an, sozusagen als Ausdruck von Vollkommenheit oder Fehlerhaftigkeit. Diese Ansicht beinhaltet im Grunde die Annahme, dass die Menschheit sich über ihre Fehler insgesamt selbst zerstört und sich damit eines Tages selbst auslöschen würde, wenn es nicht wissenschaftlich gelingt, die Genetik zu verändern.

Die ganzheitliche Heilkunde beruht auf der Annahme einer jedem Menschen innewohnenden Lebenskraft, welche als einzige Kraft in der Lage ist, im Menschen ein Gleichgewicht herzustellen. Ganzheitliche Heilkunde geht davon aus, dass unsere Erbanlagen, so wie sie durch destruktive Information krankhaft verändert sein können, durch heilsame

Information auch wieder in einen gesunden Zustand transformiert werden können.

Beide Betrachtungen beinhalten Wahrheit und bilden zwei Pole unserer Weltanschauung, in der wir wieder erlernen dürfen, eine höhere Sicht einzunehmen und das Bewusstsein zu erweitern. Eines haben beide Betrachtungen gemein:

Jede Krankheit wie auch jede *Schuld*, die nicht erkannt und gelöst wird, wird weitervererbt und führt über einen chronisch ungeheilten Zustand im Siechtum zum Tode. Jede Schuld, welche erkannt wird, kann zur Auflösung geführt werden. Die sich darin regenerierende Lebenskraft birgt alle Möglichkeiten für ein gesundes Leben in wachsendem Bewusstsein.

Allein die Lebenskraft eines Menschen, die aus seinem Ursprung stammt und vom Wesen her geistig ist, kann heilen. Alle Mittel, die nötig sind, die Lebenskraft zur Selbstheilung anzuregen, sind in vielerlei Form und Fülle in der lebendigen Natur vorhanden. *Alle* Heilmittel stammen aus der Ganzheit der Natur. Kein künstlich hergestelltes Mittel, das aus der natürlichen Ganzheit herausgetrennt existiert, vermag Heilung zu bringen. Solche Mittel können einen Teil der Symptome oder diese für eine gewisse Zeit verschwinden lassen, besitzen jedoch keine Heilkraft.

Zu jedem Pol gibt es immer mindestens einen Gegenpol, zu jeder Krankheit mindestens eine Heilinformation. Alle ererbten chronischen Krankheitszustände, welche Ausdruck einer gegen die Harmonie gerichteten Lebensweise sind, sind für die Nachfahren kaum bewusst zu erfassen. In der Natur entstehen als Antwort auf chronische Krankheiten immer auch Energiefelder, welche der Auflösung der Krankheiten dienen. So haben wir in allen Infektionskrankheiten nicht nur zerstörerische Kräfte, sondern auch gleichzeitig deren Heilinformationen.

Ebenso wie die Dosis einer Pflanze über ihre Wirkung als Gift oder Heilmittel entscheidet, können Kinderkrankheiten gut begleitet und in der richtigen Dosis wichtige Heilung anregen.

Masern

LICHT IN DAS FAMILIENSYSTEM

Die Masern stellen einen Ausheilversuch bei tiefer systemischer Belastung dar. Masern erscheinen immer als Antwort auf tief empfundene Schuld im Familiensystem, welche kollektiv unter Verschluss gehalten wird, da als unvorstellbar schlimm empfunden. Es gibt in der Familie eine Grundhaltung, dass eine bestimmt Wahrheit nicht ans Licht kommen darf. Es geht hier um eine tiefliegende Fehlinformation von Schuld im Familiensystem, welche die Grundlage genetischer Vererbung bildet und die Basis vieler schwerer Krankheiten ist, bis hin zu Krebs.

Bei den Masern geht es vor allem um das Sichtbarmachen. Das Kind erscheint als ein Lichtbringer. Schuldthemen und die damit verbundene Verurteilung einzelner Mitglieder der Familie oder Gesellschaft möchten beleuchtet und aufgelöst werden. Bei Kindern, welche an Masern erkranken, wird familiär oft der Mantel des Schweigens über Probleme gelegt. Es wird oder wurde nicht darüber gesprochen, was im Ungleichgewicht ist. Schweigen macht eine krankhafte Situation immer schwieriger, als wenn sie offen betrachtet werden könnte. Kinder spüren, besonders in ihren ersten Lebensjahren, sehr gut die Wahrheit hinter allen Erscheinungen. Versteckte Themen von Schuld im Familiensystem oder in der Gesellschaft wirken immer gegensätzlich zur inneren Wahrnehmung des Kindes, was mit der Zeit zu einem großen Konflikt im Kind heranwachsen kann. In solch einem Feld können Masern Fuß fassen, um Licht in das Familiensystem zu bringen.

Bei Masern ist ganz besonders das Sinnes- und Wahrnehmungssystem betroffen. Innere und äußere Wahrnehmung sind nicht in Balance und möchten in ein neues Gleichgewicht kommen. Daher gehen Masern mit einer stark erhöhten Sensibilisierung der äußeren Sinne einher. Die äußere Wahrnehmung möchte für eine Weile zur Ruhe kommen, um der inneren Wahrnehmung Raum zu geben und das Gleichgewicht wieder herzustellen. Das an Masern erkrankte Kind kämpft buchstäblich um die innere und höhere Wahrheit des Lichtes in einer durch Urteile und Lügen verdunkelten Welt.

In der Seele und vor der allwissenden Instanz und höchsten Intelligenz, welche viele Menschen als Gott bezeichnen, sind wir immer unschuldig und rein. Jedes Kind kommt im Bewusstsein dieser Reinheit zur Welt. Jedes Kind bringt wieder das Licht dieser Reinheit in seine Familie.

Heute ist kaum ein Erwachsener dazu in der Lage, sich selbst als unschuldig, vollkommen und rein zu erleben. Die selbstgestellte Aufgabe des Kindes ist es, das infolge der Fehlinformationen in seinem Familiensystem und der Gesellschaft entstandene Schuldgefühl oder das immer stärker werdende Gefühl der Unreinheit zugunsten der inneren Wahrheit der Unschuld und Reinheit zu erlösen. Oft geschieht dies mangels bewusster Möglichkeiten über die Masern.

Das erfolgreiche Durchschreiten einer Auseinandersetzung mit Masern kann ein Kind für sein ganzes Leben befähigen, jede innere Prüfung dieser Art mental zu meistern und sich selbst immer wieder als ursprünglich unschuldig und rein zu erleben.

Menschen, welche in solch bewusster Art ihr Leben meistern, sind natürlich nicht gut zu steuern und werden von Kräften, welche gern die Kontrolle über Menschen ausüben, eher gefürchtet. Vielleicht ist das auch mit ein Grund, warum gerade die Masern sehr in den Fokus der Furcht vor Krankheiten gerückt werden. Im Grunde ist es so, dass wir eher ein Dasein fürchten sollten, in welchem das Bewusstsein, wer wir wirklich sind, unterdrückt wird.

Nicht jedes Kind, das sich an der Maserninformation ansteckt, durchläuft die Erkrankung für seine Umwelt sichtbar, jedoch führen die meisten Infektionen zur Ausprägung einer Masernerkrankung.

Masern können in zwei bis drei Stufen auftreten. Es ist immer am besten, wenn die Information im ersten Anlauf gemeistert wird, da jede weitere *Runde* den Organismus tiefer affiziert. Die Gefahr von Komplikationen steigt mit der Dauer der Auseinandersetzung und auch bei einer Missachtung der hohen Sensibilität des Sinnes- und Nervensystems.

Kinder, welche die Balance zwischen innerer und äußerer Wahrnehmung nicht meistern können, bekommen zumeist einen zweiten Heilversuch, eine sogenannte Folgeerkrankung, welche die Nerven- und

Sinnesorgane tiefer berührt. Bleibt auch ein zweiter Heilversuch ohne Erfolg, so kann das Nervensystem chronische Blockaden errichten, welche nun einen Teil der äußeren Sinneswahrnehmung verhindern. Der Grund dafür ist, dass die Seele immer den Ausdruck von Wahrheit und Balance sucht.

Verstrickt sich ein Mensch in der Lüge von Unreinheit und Schuld, muss ein Teil seiner Wahrnehmung ausgeschaltet werden, damit der Körper am Leben bleiben kann. Ein Nervensystem, welches nicht in Balance agieren kann, reagiert immer über Blockaden an Nervenbestandteilen oder Sinnesorganen. So schränkt es seinen Funktionskreis ein, der weiter in sich Wahrheit und Balance zu tragen in der Lage ist, und opfert einen Teil, um an eine Illusion angepasst existieren zu können.

Es sollte generell das Ziel sein, die krankhaften Zustände, welche die Ursachen für Maserninfektionen sind, aufzulösen sowie jede entstandene Masernerkrankung möglichst im ersten Heilversuch zum Erfolg zu führen. Anstatt die Masern im Kampf für oder gegen eine künstliche Immunisierung am Leben zu erhalten, wäre es sinnvoller, ihnen den Nährboden zu entziehen. Es ist nicht schwer, die Masern in ihrer Funktion überflüssig zu machen, dies erfordert jedoch generell den Mut zur Wahrheit und die Bereitschaft zu Anerkennung und Vergebung.

Bei den Masern besteht ein Kampf vermeintlicher Gegensätze kombiniert mit Bedingungen, welche die Gegensätze zu verschleiern suchen. Ein an Masern erkranktes Kind möchte entgegen den Zuständen in seiner Familie und Gesellschaft mit seiner inneren Wahrheit als Sieger hervorgehen, indem es die äußere Welt als Spiegel innerer Konflikte anzuerkennen lernt. Würde es nicht als Sieger hervorgehen, müsste es seine Sinne abstumpfen lassen, um die äußere Welt als das Maß aller Dinge anzunehmen und sich den äußeren Anforderungen anzupassen. Es würde seine wahre Herkunft mehr und mehr vergessen. Aus einem Schöpferwesen würde nach und nach ein Bioroboter werden.

Die Förderung der Heilung liegt bei der Maserninformation im Zulassen von Wahrheit und der damit möglichen Balance der Sinneswahrnehmung, also dem Einklang von innerer und äußerer Empfindung.

Orientierungsdaten

Natürliches Alter	Kinder vom dritten bis siebenten Lebensjahr
Begleitinformation	Morbillivirus
Entwicklungszeit	2 bis 3 Wochen
Gesundes Fieber	39 bis 40 Grad Celsius
Dauer	10 bis 14 Tage
Organbezug	Schleimhaut, Sinnesorgane, Lymphe, Milz, Blut, Haut
Hautausschlag	Exanthem von oben nach unten: Gesicht und hinter den Ohren > Schultern > Rumpf > Arme und Beine > Füße
Erscheinung	rosa-rote bis rosa-violette Papeln, erhaben, manchmal mit hellen Bläschen in der Mitte, zusammenfließend zu Flecken oder großen Flächen.
Begleiterscheinung	zu Beginn weiße Flecken in der Wangenschleimhaut, kleieartige Abschuppung der Haut beim Abklingen des Exanthems möglich.

DAS BILD EINER MASERNERKRANKUNG

Der Ausbruch einer Masernerkrankung zeigt sich in der Regel mit Empfindlichkeiten, Überreaktionen und oberflächlichen Entzündungen an den Sinnesorganen sowie auf der Haut und Schleimhaut. Das Kind ist im Konflikt mit dem, was es in der äußeren Welt sieht, hört, riecht oder auch schmeckt und fühlt, während es noch einen starken Zugang zu seiner inneren Wahrheit hat. So zeigt sich oft eine leichte Bindehautentzündung mit geröteten und tränenden Augen und Lichtscheu, Geräuschempfindlichkeit, Schnupfen und ein geröteter Rachen. Es werden weiterhin weiße Flecken in der Wangenschleimhaut beobachtet, sogenannte *Koplikflecken*. Diese helfen oft zu Beginn der Erkrankung, die Masern von einem normalen Schnupfen zu unterscheiden, wenn dies nicht ohnehin anhand der Überempfindlichkeit der Sinne erkennbar ist.

Dieses erste sogenannte *Prodomalstadium* der Masern ist der einfache Versuch, das Gleichgewicht der Sinne herzustellen. Je stärker die Lebenskraft und je wirksamer das Fieber ist, um so weniger ist in diesem Stadium mit körperlichen Symptomen oder Unwohlsein zu rechnen, während die Chancen gut stehen, die Masern im ersten Anlauf zu meistern. Das Lymphsystem ist hoch aktiv, was sich über eine zumeist generalisierte Schwellung der Lymphknoten zeigt.

Nach ein bis drei Tagen, bei schwächerer Lebenskraft auch später, klingt die Überempfindlichkeit der Sinne ab, und das Fieber sinkt. Das Kind wird nun wahrscheinlich müde sein und viel schlafen. Noch im Fieber oder im Anschluss daran entwickelt sich der Hautausschlag vom Kopf bis zu den Füßen. Es erfolgt die Ausscheidung der Gifte über Haut und Schleimhäute. Der Hautausschlag der Masernentgiftung zeigt sich am ganzen Körper, beginnt am Kopf und wandert insgesamt nach unten. Alles, was dem Innern nicht entspricht, wird von innen nach außen wie von oben nach unten ausgeschieden.

Die Phase des Hautausschlages ist weiterhin hoch sensibel, wie die Masern insgesamt ein Ausdruck erhöhter Empfindlichkeit sind. Hier darf es keine Störung geben. Die Ausscheidung aller Abfallstoffe muss unbedingt erfolgreich verlaufen, damit die Gefahr einer tieferen Infektion mit möglichen Komplikationen ausgeschlossen werden kann. Nachdem die intensive Entgiftung geschehen ist, schuppt sich die Haut in kleinen Segmenten ab, den sogenannten kleieartigen Hautabschuppungen. Das Kind geht gestärkt aus der inneren Auseinandersetzung hervor und gibt sozusagen seine alte Rüstung auf. Eine frische und sichtbar erneuerte gesunde Haut kommt nach der überstandenen Abschuppung von ganz allein zum Vorschein.

Begleitende Bestimmungen, Zeichen und Keime

Masern werden durch Informationsfelder ausgelöst, welche im menschlichen Organismus Zellveränderungen erzeugen, welche als Morbilliviren identifiziert werden können. Je nachdem, wie stark die Lebenskraft agiert und wie hoch die Anforderungen sind, die das Kind in der Auseinandersetzung mit der Maserninformation zu meistern hat, können sich jedoch auch verschiedene Bakterien im Organismus stärker als normal vermehren. Mischerkrankungen sind bei schwacher Lebenskraft möglich, ebenso Pilzbefall an Haut und Schleimhäuten.

Kinder mit sehr starker Lebenskraft können die Masern auch bis hin zum Hautausschlag durchleben, ohne dass eine Virusinformation nachweisbar ist.

GANZHEITLICH VORBEUGENDE MASSNAHMEN

Die einzige Vorbeugung von Masernerkrankung ist das Streben nach der Wahrheit und das Folgen der inneren Stimme. Eltern, welche sich bewusstzumachen wünschen, was der Sinn des Lebens ist und in diesem Sinne auch ihr Kind achtsam und ohne einengende Muster wachsen lassen, schenken ihren Kindern die beste Voraussetzung, der inneren Stimme zu vertrauen.

Natürlich liegen die Informationen, mit welchen sich ein Kind auseinandersetzen muss, nicht nur im Elternhaus und auch nicht nur in der Reihe der Ahnen. Dennoch ist es erstrebenswert, dass Eltern sich bewusst sind, was sie selbst zu ihrer eigenen Wahrheitsfindung und auch der in ihrer gesamten Familie beitragen können. Es ist von enormer Bedeutung, wenn Eltern auch ihrem Kind in diesem Sinne stets achtsam zuhörend, spürend und sehend begegnen. Reicht diese Achtsamkeit und Zuwendung zur inneren Wahrheit allein nicht aus, da auch das kollektive Umfeld stark irritierend auf das Kind einwirken kann, so kann eine Ansteckung an das Feld der Masern als Heilversuch geschehen.

Je bewusster mit der Wahrheit und zu heilenden Themen in der Familie umgegangen wird, um so eher können solche Krankheiten verhindert oder auch gelindert sowie Komplikationen vermieden werden. Es können alle geistigen, systemischen und meditativen Methoden genutzt werden, welche Heilung für die letzten sieben Generationen der Familie bewirken.

Möglichkeiten und Wege für ganzheitliche Lösungen bei Familienerbschaften und Krankheitsursachen in der Familie sowie Hinweise zu natürlicher Prophylaxe finden Sie im Kapitel *Von Natur aus immun*.

Ganzheitliche Hilfen bei Erkrankung

Besteht der Verdacht, dass ein Kind an Masern erkrankt ist, und auch dann, wenn die äußeren Sinne stark überreizt sind, so dass ein Kind mit Entzündungen und Ausscheidungen aus den Sinnesorganen und über Haut und Schleimhaut reagiert, gilt es, das Kind gut vor äußeren Reizen abzuschirmen. Ein bei Masernverdacht notwendiger Arztbesuch sollte als Hausbesuch stattfinden, um das erkrankte Kind in einer ruhigen und abgeschirmten Umgebung belassen zu können. Soweit dies in Absprache mit dem behandelnden Arzt möglich ist, sollten fieber- und entzündungshemmende Mittel vermieden werden, auch damit das Kind über seine erhöhte Empfindlichkeit spürt, dass es sich nach innen wenden mag. Es wird sich so eher von den Reizen der äußeren Erfahrungswelt erholen wollen.

Ausreichend Ruhe in einem gegen helles Tageslicht und besonders gegen künstliches Licht sowie gegen laute Geräusche abgeschirmten Raum sind die ersten und wichtigsten Maßnahmen. Ablenkungen über Fernsehen und Spiele aller Art sind zu vermeiden. Es ist wie bei allen fieberhaften Infekten notwendig, dass das Kind ausreichend klares Wasser zu trinken bekommt und nur leichte Kost zu sich nimmt, soweit es diese mag. Ein bis drei Tage Diät oder Fasten je nach Alter und Veranlagung sind in Ordnung, da die Lebenskraft alle Energie verwendet, die Krankheitsinformation zu meistern.

Ein an Masern erkranktes Kind ist auf keinen Fall zu baden oder zu duschen. Dem Kind darf nie kalt werden oder gar abkühlen, wenn die Haut feucht ist. Das Zimmer, in dem das Kind schläft oder ruht, sollte immer wieder einmal frische Luft bekommen, wobei Zugluft zu vermeiden ist. Sollte dem Kind tatsächlich einmal langweilig sein, so können sanfte Impulse gegeben, Geschichten vorgelesen oder beruhigende Lieder gesungen werden. Alles sollte Stille und Geborgenheit vermitteln. Jede Art von Ablenkung ist zu vermeiden.

Erst nach Ende der erfolgten Abschuppung darf wieder geduscht oder gebadet werden. Jedes Kind, das auf diese behutsame Weise die Masern meistert, wird im Anschluss unter Wahrung seiner hohen Sensibilität selbstbewusster seine eigene Wahrheit in die Welt ausstrahlen.

KOMPLIKATIONEN BEI EINER
NICHT GEMEISTERTEN MASERNINFORMATION

Gibt es Störungen im Krankheitsverlauf, ist das Kind im weiteren ganz besonders vor äußerer Reizüberflutung zu schützen. Die Krankheit spielt sich nun nicht mehr nur an der Grenze des Organismus, also auf der Haut und den Schleimhäuten ab, sondern ist auf eine tiefere Ebene vorgedrungen. Es kann nun erneut Fieber auftreten, was zeigt, dass die Tätigkeit der Lebenskraft einen weiteren Heilungsversuch startet, um nicht in einer Blockade des Nervensystems zu enden. Es ist gut, wenn das Fieber über 39 Grad Celsius steigen kann und nicht unterdrückt wird, um der Lebenskraft die nötige Energie zu lassen, die sie braucht, den blockierten Zustand in Heilung zu bringen.

Das Kind versucht seinen inneren Konflikt nun direkt über sein Nervensystem zu meistern. Es können sich Entzündungen in den tieferen Schichten der Sinnesorgane und der Atmung sowie im Nervensystem entwickeln, welche dem Ziel dienen, die eigene Ohnmacht im Konflikt zwischen innerer und äußerer Wahrnehmung aufzulösen. Wird dieser zweite Heilversuch nicht zum Erfolg gebracht, kann sich das Nervensystem durch destruktive Vorgänge selbst blockieren. Im schlimmsten Fall droht akute Lebensgefahr. Es ist wichtig zu wissen, dass Entzündungen immer dann auftreten, wenn ein degenerativer Prozess verhindert werden soll. Auch Entzündungen der Nerven und des Gehirns erscheinen nur dann, wenn eine Degeneration droht oder aufgelöst werden möchte.

REIFE- UND LERNERFAHRUNG DER MASERN

Ein Mensch, der die Information der Masern erfolgreich gemeistert hat, wird in sich stets aufmerksam die Wahrheit spürend, jeder Lüge und jeder Illusion der äußeren Welt prüfend und wahrheitssuchend gegenüberstehen. Er wird in der Lage sein, über gesunde Auseinandersetzungen mit seiner Umwelt aufzudecken, was nicht stimmig erscheint. Er wird so leichter seine Schöpferkraft und besonderen Gaben entfalten und zum Wohle des Ganzen zum Einsatz bringen können. Ein solcher Mensch wird niemals innerhalb der Anforderungen eines künstlichen Systems funktionieren.

Trägt ein Mensch solche Heilinformation in sich, so auch immer spürbar seine ureigene Unschuld, Reinheit und Vollkommenheit. Er oder sie wird sich eher bewusst mit seinem Leben auseinandersetzen, stets in sich selbst nach Lösungen suchen, anstatt nach Schuld oder Schuldigen im sogenannten Außen. Eines solchen Menschen Werte sind Liebe, Mitgefühl, Wertschätzung und Eigenverantwortung.

Die Masern bilden heute eine sehr wichtige Prophylaxe zur Auflösung der ererbten und erworbenen Krebsfeldbelastungen. Um sich die Bedeutung der Masern heute bewusstzumachen, wäre es hilfreich, den Zusammenhang sowohl der Masernerkrankungen als auch der Masernimpfungen in Bezug zum Auftreten von Krebserkrankungen, vor allem bei Kindern, zu untersuchen.

Heilsame Übung: Licht ins System

Halten Sie Ihr Kind liebevoll im Arm oder stellen Sie sich vor, es im Arm zu halten. Nun sehen Sie, wie in der Mitte des Rumpfes, in Höhe des Solarplexus Ihres Kindes ein Lichtpünktchen erscheint, aus dessen Zentrum sich ganz zart ein feiner Lichtfaden rechtsdrehend im Uhrzeigersinn herausdreht und so eine kleine goldene Spirale erscheint, welche aus dem innersten Lichtpünktchen heraus, wenn auch nur fein, so doch stetig genährt wird. Sagen Sie Ihrem Kind:

Ich liebe dich! Ich spüre deine ganze Kraft und Stärke, die deinem innersten Licht entspringt. Ich vertraue dir!

Schauen Sie zu, wie das Licht aus dem Zentrum der Spirale hervorquillt. Die von dem Licht genährte Spirale dehnt sich immer weiter nach außen drehend durch alles Dunkle und Belastende hindurch aus. Je mehr sich die Spirale ausweitet, um so mehr Licht quillt aus der Mitte hervor, um so stärker wird die Lichtspirale durchflutet, um so weiter dreht sie sich nach außen. Bald leuchtet der ganze Solarplexus, die innere Sonne Ihres Kindes erstrahlt in ihrer ganzen Kraft. Schauen Sie weiter zu, wie sich dieses Licht immer weiter ausdehnt und den ganzen Rumpf Ihres

Kindes durchleuchtet. Das Licht dehnt sich weiter und weiter aus, bis Sie Ihr Kind in einem Ball oder Ei aus Licht vollkommen erstrahlend sehen können. Sagen Sie Ihrem Kind nun:

Ich danke dir für deine unermessliche Liebe!

Kommen Sie nun wieder ganz im Hier und Jetzt an.

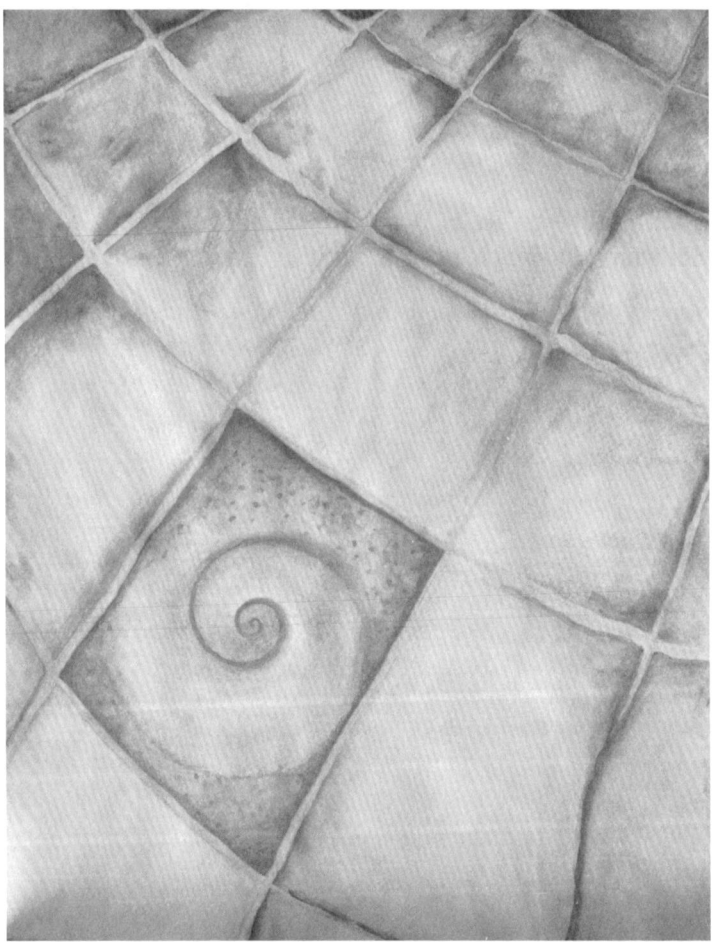

Das farbige Bild zu dieser Heilsamen Übung finden Sie als PDF-Vorlage zum Ausdrucken im Internet unter http://lichtchristall.de/kinder-heilung-bilder.

Immunität und Ansteckung

Ein Mensch ist **immun** gegen eine Ansteckung mit einer bestimmten Krankheit, wenn er die heilende Information bezüglich des durch diese Art Krankheit zu Lernenden bereits in sich trägt. Aus diesem Grunde erkranken niemals alle Menschen an einer aufflammenden Infektionskrankheit. Der Versuch, durch künstliche Immunisierung eine vollständige Immunität gegen lebensbedrohliche Erkrankungen zu erzielen, geht im Grunde aus dem Wunsch hervor, den Menschen Leid bei der Erlangung einer Heilinformation zu ersparen. Künstliche Immunisierungsversuche sind jedoch im Hinblick auf das Erlangen echter Heilungsinformation unwirksam.

Über einen künstlichen Immunisierungsversuch wird der Organismus eine gewisse Zeit mit einer Information beschäftigt, welche der zu verhindernden Krankheit ähnlich ist. Die langwierige Beschäftigung des Organismus mit diesem Cocktail an Informationen erweckt den Anschein der Bildung von Antikörpern, wie bei natürlicher Immunität. Die künstlich erzeugte Information besteht jedoch nur für die Zeit der Beschäftigung des Organismus mit den eingeimpften Informationen. Zusätzlich muss sich ein Organismus mit allerlei körperfremden Begleitinformationen und Stoffen auseinandersetzen, welche unter Umgehung der natürlichen Eintrittspforten unbemerkt in das Zentrum des Organismus vorgedrungen sind. Eine künstliche Immunisierung mit mehreren Krankheitsinformationen zur selben Zeit verlängert zudem die Auseinandersetzung. Dies hat natürlich zur Folge, dass Antikörpererscheinungen länger zu beobachten sind.

Die mittels einer natürlichen Infektion erlangte Immunität ist von hoher Stabilität und Beständigkeit. Eine natürlich erlangte Immunität bleibt bei einer die Lebenskraft fördernden Lebensweise ein Leben lang bestehen.

Ansteckende Krankheiten sind immer ein Zeichen dafür, dass das zugrundeliegende Problem der Zerstörung nicht bei einer Person zu finden ist, sondern in einem Kollektiv. Besteht ein destruktiver Zustand innerhalb eines Kollektivs, stecken sich die Menschen an, für deren

Seelen es unerträglich wird, in diesem Feld zu leben. Es bricht eine Infektionskrankheit aus, welche die Symptome der Zerstörung widerspiegelt und diese kollektiv in Heilung bringen soll.

Es gibt immer Menschen, die eine Infektionskrankheit nur innerlich erleben und keine erkennbaren äußeren Symptome zeigen. Auch bei den klassischen Kinderkrankheiten gibt es immer wieder infizierte Kinder, die die Erkrankung im Stillen durchleben und unbemerkt meistern. Auch sie erhalten die dauerhafte Heilungsinformation und erlangen ihre natürliche Immunität gegenüber dieser Art von Erkrankung.

Eine **Ansteckung** erfolgt *immer*, wenn ein Mensch eine Resonanz zu dem Thema der Erkrankung in sich trägt, welche zu Heilung geführt werden möchte. Eine vermehrte Ansammlung der sogenannten Erreger geschieht einzig und allein in dem Organismus und an den Stellen im Körper, wo es der Erkenntnis und Heilung dienlich ist. Die Keime sind weder die Auslöser noch die Ursache, sie sind Teil einer Botschaft, die gehört werden muss, um gesund zu werden.

Heilströme zur Lösung familiärer Erbbelastung

Gott hat niemals eine Krankheit entstehen lassen,
für die er nicht auch eine Arznei geschaffen hat.

THEOPHRASTUS BOMBASTUS VON HOHENHEIM (PARACELSUS)

Bei sehr tiefer Erbbelastung mit Schuld bedarf es zuerst des Lichtes der Wahrheit, um das Familienfeld zu entknoten und die Lebenskraft in Fluss zu bringen. Jedes Kind bringt dieses Licht in seine Familie, welches sich sternförmig in alle Richtung auszubreiten sucht. Eine erste Krankheit, welche diese sternförmige Reinigung anregt, ist das Drei-Tage-Fieber. Manche Kinder benötigen das Lernfeld der Masern als Hilfe für diesen Bewusstseinsschritt.

Weitere Heilströmungen gehen in viele Richtungen, um genetische Gesundheit zu erzielen, drei davon sind heute besonders prägnant.

Der erste Heilstrom dient der Heilung der Männlichkeit in der Familie mit einer Stärkung oder Wiederherstellung einer gesunden männlichen Zeugungskraft. Dieses Heilungserfordernis ist Basis für eine mögliche Infektion mit Mumps.

Der zweite Heilstrom dient der Heilung der Weiblichkeit in der Familie mit einer Stärkung oder Wiederherstellung der urweiblichen Kraft zu gesunder Empfängnis. Besteht dieses Heilungserfordernis, kann eine Infektion mit Röteln erfolgen.

Der dritte Heilstrom soll die Vereinbarkeit aller gegensätzlichen Kräfte ermöglichen, so auch der männlichen und weiblichen Energien in einer Familie. Das Kind strebt danach, scheinbar nicht zu vereinbarende Energien in sich in Einklang zu bringen. Dieses Heilungserfordernis wird oft von Scharlachinfektionen begleitet. Ein Kind kann sich aus verschiedenen Gründen mehrfach mit Scharlach auseinandersetzen: wenn die Lebenskraft nicht zum Erfolg kommt oder bei fehlender Heilung in der männlichen oder weiblichen Ahnenlinie.

Mumps

DIE HEILUNG DER MÄNNLICHKEIT

Wie der volkstümliche Name *Ziegenpeter* andeutet, handelt es sich bei Mumps um eine Erkrankung, welche das männliche Geschlecht betrifft. Natürlich sind nicht nur Jungen von einer Mumpsinfektion betroffen, sondern auch Mädchen, doch die Erkrankung wird häufiger bei Jungen beobachtet. Die über Mumps angestrebte Heilung betrifft die Themen der männlichen Ahnenlinie und bringt eine Balance zwischen männlicher und weiblicher Energie zugunsten einer bisher in irgendeiner Form unterdrückten männlichen Energie.

Die Ausheilung der familiären Belastung unterdrückter männlicher Eigenschaften über Mumps bewirkt vor allem eine Sicherung der natürlich gesunden Zeugungsfähigkeit beim Kind selbst, wenn es sich um einen Jungen handelt, sowie auch eine Wiederherstellung der Grundinformation natürlicher Zeugungsfähigkeit in der Familie und so für alle männlichen Nachkommen. Das betrifft sowohl Jungen als auch Mädchen.

Die Erkrankung zeigt sich, wie auch die Röteln, vorrangig über das Drüsensystem, hier bevorzugt über die Speicheldrüsen. Die körperliche Reaktion auf die Infektion beginnt bei den Drüsen des Kopfes, zeigt sich besonders in der ersten Phase der Erkrankung an den Ohrspeicheldrüsen und endet bei infizierten Jungen zuweilen auch bei den Keimdrüsen, also den Hoden.

Mumps tritt auf natürliche Weise im Vorschulalter auf, also zu einer Zeit, wo die Keimdrüsen noch nicht in ihre Reife gelangen. Werden Kinder in dieser Zeit daran gehindert, eine für sie notwendige Reife der Männlichkeit gegebenenfalls über Mumps zu erfahren, so kann sich Mumps auch zu einem späteren Zeitpunkt einstellen, wenn sich die Keimdrüsen bereits in Reifung befinden.

Noch vor weniger als fünfzig Jahren wurde Mumps auch von Ärzten als eher harmlos und ungefährlich betrachtet. Mumps wird heute zunehmend als komplikationsgefährdend angesehen, während die natürliche Zeugung in vielen Familien immer schwieriger wird. Es steht die

Frage im Raum, welchen Einfluss die künstlichen Immunisierungsversuche auf die beobachtete Altersverschiebung im Auftreten der Mumpsinfektionen und einen eventuellen Rückgang natürlicher Zeugungsfähigkeit haben. Mumps wird heute bereits vermehrt im Alter von bis zu fünfzehn Jahren und auch im Erwachsenenalter sowie bei geimpften Kindern beobachtet. Durch die Altersverschiebung aus dem Kindesalter heraus erhöht sich die Gefahr von Komplikationen durch Mumps, welche vor allem Zeugungsunfähigkeit und Diabetes zur Folge haben können.

Orientierungsdaten

Natürliches Alter	Kinder vom vierten bis siebenten Lebensjahr
Begleitinformation	Mumpsvirus
Entwicklungszeit	2 bis 3 Wochen
Gesundes Fieber	38 bis 39 Grad Celsius
Dauer	7 bis 10 Tage
Organbezug	Lymphe, Speicheldrüsen, männliche Keimdrüsen
Hautausschlag	kein
Symptome	Sichtbare Schwellung der Ohrspeicheldrüsen

DAS BILD EINER MUMPSERKRANKUNG

Infiziert sich ein Kind mit Mumps, so wird es sich wahrscheinlich zuerst nur ein wenig krank fühlen, ohne dass ein sichtbarer Grund vorhanden zu sein scheint. Es kann Fieber auftreten oder lediglich erhöhte Temperatur. Das Lymphsystem arbeitet auf Hochtouren. So können sich vereinzelt oder auch generalisiert Lymphdrüsenschwellungen zeigen. Neben den Halsdrüsen betrifft dies vor allem das Drüsengewebe im Leistenbereich.

Mumps wird meist erst dann diagnostiziert, wenn eine oder beide Ohrspeicheldrüsen sichtbar anschwellen. Ein mit Mumps infiziertes Kind klagt zudem oft über Halsweh und Beschwerden beim Kauen und Schlucken.

Die sichtbare Anschwellung der *Backen* durch Entzündung einer oder beider Ohrspeicheldrüsen, wodurch der *Ziegenpeter* wohl einst seinen Namen erhielt, macht die Mumpserkrankung offensichtlich. Es kommt häufig vor, dass zuerst nur eine Kopfseite von einer Schwellung betroffen ist, später dann beide. Es ist auch möglich, dass infolge der Anschwellung die Ohren ein wenig abstehen. In vielen Fällen bleibt die Entzündung auf einer Seite, oder die Beschwerden *wandern* von einer Seite zur anderen. Es müssen nicht immer beide Ohrspeicheldrüsen Symptome zeigen. Neben den Ohrspeicheldrüsen können auch alle anderen Speicheldrüsen im Körper von Entzündung und Schmerz betroffen sein, so neben den Speicheldrüsen im Unterkiefer- und Unterzungenbereich auch die Bauchspeicheldrüse.

Nach Abklingen der von den Speicheldrüsen ausgehenden Beschwerden kommt die Erkrankung zur Ruhe. Die Lymphdrüsen können weiterhin noch geschwollen sein. Während das Blut die neue Reifeinformation transportiert, findet die Entgiftung über das Lymphsystem statt. Eine noch verbleibende Schwellung der Lymphdrüsen ist kein Hinweis darauf, ob die Mumpserfahrung nun erfolgreich zum Abschluss kommt oder in eine zweite Phase eintreten muss, um die vollständige Reife zu erlangen.

Vor allem dann, wenn ein an Mumps erkranktes Kind bereits im Pubertätsalter oder diesem nahe ist, kann die Infektion in eine zweite Phase eintreten, ist die Reife über die Infektion noch nicht erreicht. Auch die Stärke der Lebenskraft wie die Themen der Familie sind mit bedeutsam für Dauer und Schwierigkeit einer Erkrankung.

Im Falle einer zweiten Phase zur Herstellung natürlicher Zeugungsfähigkeit ist besondere Achtung geboten. Es kann nun erneut Fieber oder erhöhte Temperatur auftreten, und das Allgemeinbefinden ist wahrscheinlich stärker beeinträchtigt als im ersten Anlauf zur Heilung. Infizierte Jugendliche sind meist sehr müde und schlapp und haben ein Verlangen nach Ruhe und Schlaf. In dieser Phase erfolgt eine Infizierung der männlichen Keimdrüsen. Es entscheidet sich hier bei infizierten Jungen direkt, ob sie später zeugungsfähig sein werden. Auch kann die Bauchspeicheldrüse stärker von Entzündungsgeschehen betroffen sein.

Der zweite Ausheilversuch bei Mumps, vor allem bei bereits pubertierenden Kindern, erfolgt über Entzündungen in den die Fortpflanzung betreffenden Bereichen, wobei die Lebenskraft noch immer das natürliche Gleichgewicht der männlichen und weiblichen Kräfte anstrebt. Es besteht die Gefahr chronischer Schäden an den Hoden und der Bauchspeicheldrüse sowie an Gehirn und Sinnesorganen, vor allem den Ohren.

BEGLEITENDE BESTIMMUNGEN, ZEICHEN UND KEIME

Mumps wird durch Informationsfelder angezeigt, welche sich im menschlichen Organismus als so benannte Mumpsviren identifizieren lassen. Die Ausprägung einer Mumpserkrankung signalisieren vor allem die Speicheldrüsen. Die Fähigkeit, Speichel zu entwickeln, dient uns zu einer ersten Verdauung im Mund und der Aufnahme von Informationen. Der Wirkstoff und die Informationen einiger chemischer Medikamente aber auch homöopathischer Globuli werden sehr schnell über den Speichel in der Mundschleimhaut aufgenommen. Speichel dient uns auch zum Spucken oder zum Ausspucken. Zu spucken ist heute oft Ausdruck der Verachtung von etwas und verpönt. Speichel auszutauschen ist aber auch, besonders bei kleinen Kindern, welche noch nicht reglementiert sind, ein Ausdruck von Freude über liebevolles Miteinander. Nicht zuletzt spielt der Speichel beim Küssen eine wichtige Rolle.

GANZHEITLICH VORBEUGENDE MASSNAHMEN

Ein Kind ist immun gegen eine Mumpsinfektion, wenn in der Familie eine natürlich gesunde männliche Kraft gelebt wird, welche die Grundlage natürlicher Zeugungsfähigkeit ist. Eine natürliche Männlichkeit zeichnet sich durch gewaltfreie Stärke aus. Dies heißt, dass in der Familie Bedürfnisse mitgeteilt und geachtet werden, jeder seine Grenzen wahrnimmt und anderen gegenüber zu setzen in der Lage ist. Empfindsamkeit wird so zu einer Kraftquelle. Die alten Meister sprechen von der Kraft des unverteidigten Herzens, einer Kraft, welche der Anerkennung innerer Zartheit und Verletzlichkeit entspringt.

Eine große Rolle bei der Reife gesunder Männlichkeit spielt die Erfahrung und Einhaltung gesunder Grenzen. Erwachsene Männer, welche in ihrer Kindheit ohnmächtig Grenzübertretungen, Angst und Druck erlebt haben, werden möglicherweise ihre Kraft dazu benutzen, bei Schwächeren ebenfalls Angst und Druck zu erzeugen und Grenzen zu übertreten, wenn diese Verletzungen nicht in Heilung gelangen. Auch die Bauspeicheldrüse zeigt in ihrer Funktion an, ob ein Mensch sich in seinem Umfeld sicher und geschützt fühlt, um sich der Süße des Lebens hingeben zu können.

Alle Erkrankungen der Bauchspeicheldrüse und Einschränkungen ihrer Funktion haben etwas mit Unsicherheit und Verletzlichkeit bezüglich des eigenen Raumes zu tun und signalisieren eine Ohnmacht, den eigenen Raum des Lebensglücks aufzubauen oder zu erhalten.

Eine Prophylaxe, um den eigenen Kindern gegebenenfalls eine Mumpsinfektion zu ersparen und dennoch diese Reife zu erlangen, kann bereits bei Kinderwunsch, in der Schwangerschaft sowie in den ersten Lebensjahren erfolgen.

Möglichkeiten und Wege für ganzheitliche Lösungen bei Familienerbschaften und Krankheitsursachen in der Familie sowie Hinweise zu natürlicher Prophylaxe finden Sie im Kapitel *Von Natur aus immun.*

Werden für ein Kind alle Themen zur Heilung der Männlichkeit in der Familie einfach immer dann aufgegriffen, wenn sie sich zeigen, so wird es keinen Mumps benötigen oder nur leicht und rechtzeitig vor der Reifung der Keimdrüsen. Besitzt die männliche Kraft in der Familie ihre Anerkennung, sind die Nachfahren gegen Mumps natürlich immun und mit einer natürlich gesunden Zeugungsfähigkeit gesegnet.

GANZHEITLICHE HILFEN BEI ERKRANKUNG

Erkrankt ein Kind an Mumps, so sollte es immer, auch wenn es sich allgemein nicht so krank fühlt, die Ruhe, Pflege und Fürsorge erhalten, die es braucht, um den inneren Konflikt zu meistern. Arztbesuche sollten vorzugsweise als Hausbesuche stattfinden. Ist das Fieber beschwerlich, so nutzen Sie die ganzheitlichen Hilfen für die Förderung eines gesunden Fiebers.

Gibt es Schmerzen im Bereich der Ohrspeicheldrüsen, können Umschläge für Linderung sorgen. Dabei ist es wichtig, die Bedürfnisse des Kindes zu achten, ob diese Umschläge wärmend oder kühlend, trocken oder feucht sein sollen. Zur Unterstützung der Speicheldrüsen ist es hilfreich, wenn der Mund ab uns zu mit klarem Wasser oder verdünntem Tee aus Kamille, Salbei oder Ringelblüten ausgespült wird. Auch hier mögen die Bedürfnisse und Vorlieben des Kindes Anlass für hilfreiche Maßnahmen geben.

Es ist immer, jedoch besonders bei dieser Erkrankung förderlich, dem Kind sehr viel Aufmerksamkeit für seine Bedürfnisse zu schenken, achtsam zuzuhören und mögliche Lösungen anzubieten, ohne dass irgendein Druck ausgeübt wird. Die sogenannte *Gewaltfreie Kommunikation* ist ein echtes Heilmittel bei Mumps, trägt diese doch dazu bei, kraftvoll und ehrlich zu sein, ohne notwendige Grenzen zu überschreiten.

Wenn die Schwellungen und Beschwerden, die während der Mumpsinfektion aufgetreten sind, abgeklungen sind, ist es wichtig, das Kind noch einige Tage zu schonen. Das Allgemeinbefinden Ihres Kindes wird Ihnen zeigen, wann es wieder gesund und die Schonzeit vorbei ist. Nach erfolgter Reife wird das Kind voller Kraft und Lebensfreude sein. Ist dies nicht der Fall, gilt noch Vorsicht und Ruhe. Hält ein Schwächezustand an, so sollten therapeutisch ganzheitliche Impulse für die Stimulierung der Lebenskraft erfolgen, um den Reifeprozess erfolgreich zum Abschluss zu bringen.

Reife- und Lernerfahrung bei Mumps

Mumps bringt einem Kind die freie Entfaltung natürlich kraftvoller männlicher Energie in sich selbst, auch wenn es diese so nicht in seinem Familiensystem erfahren kann. Gesunde Männlichkeit zu entwickeln bedeutet, seine Stärke zu fühlen, während man andere neben sich auch stark sein lässt. Es ist eine natürliche Macht ohne Angst vor Ohnmacht.

Gesunde Männlichkeit dient immer dem Schutz von Grenzen und dem Behüten alles Weichen und Verletzlichen. Jeder Mann besitzt in sich einen inneren Pol weiblicher Kraft, der genau solche Verletzlichkeit aufweist wie die weibliche Kraft der Frau. Jungen möchten so aufwachsen, dass diese innere Weichheit geachtet wird, ohne eine geschürte

Angst, dadurch zu verweichlichen. Macht einzusetzen, um andere zu schwächen, zu schlagen, herunterzudrücken oder zu demütigen, ist krank. Solange unsere Familien solche Energien in sich ungelöst tragen, wird es Krankheiten wie Mumps geben, um den Kindern einer Heilung der ererbten Schulden zu ermöglichen.

Für Jungen bedeutet die Mumpserfahrung, dass sie, ganz gleich, wie die Familie es bisher lebt, entscheiden können, zu wahrhaftigen Männern heranzuwachsen, welche die Weiblichkeit in ihrer Verletzlichkeit, Intuition und Empfängnis schätzen. Bei Mädchen bedeutet die Mumpserfahrung die Heilung der männlichen Gewalt und Ohnmacht im Ahnensystem und die Erfahrung der geheilten inneren schöpferischen Macht. Mädchen erfahren so leicht im Frausein eine selbstverständliche Sicherheit und Stärke ohne Angst vor Unterdrückung.

Mumps stellt den entscheidenden Heilungsversuch zur Erhaltung natürlich gesunder männlicher Zeugungskraft in der Familie dar und hilft, eine Basis für Geburten gesunder männlicher Nachkommen zu schaffen.

Wenn wir lernen, die männlichen und weiblichen Energien in den Familien und in der Gesellschaft in eine gesunde Balance zu bringen, können Kinder diese Reife in den Familien bereits erkennen und Wege in sich selbst ausprägen, ohne Krankheiten wie Mumps zu durchleben. Dazu gehört auch, heranwachsenden Jungen zu erlauben, ihre innere Weichheit und verletzlichen Seiten zu leben. Auch Mädchen sollten die Möglichkeit erhalten, ihre körperlichen Kräfte zu erproben, wenn sie den Wunsch danach verspüren. Mumps ist nicht nur ein Heilungsimpuls, wenn es darum geht, die natürlich gesunde Zeugungskraft zu erhalten. Mumps dient in seiner Information auch dazu, dass Kinder sich auf gesunde Weise ihres Geschlechts bewusst werden. Eine Mumpsreife kann mit dazu beitragen, mögliche familiäre Anlagen für Homosexualität aufzulösen. Bei begründeten Ängsten vor Homosexualität ist es allerdings besonders wichtig, Kinder ihre Empfindungen bezüglich ihrer Geschlechterrolle in den ersten sieben Lebensjahren uneingeschränkt und ohne Schamgefühle ausleben zu lassen. Darüber hinaus sollten sich Eltern der Familienthemen rechtzeitig bewusst zuwenden und Lösungen anstreben. Solche Lösungen beruhen immer auf der

Anerkennung aller Vorfahren und ihrer Lebensweisen und haben viel mehr mit Vergebung und bedingungsloser Liebe zu tun als mit Wissen um vergangene Geschehnisse.

Ihre sogenannten Rollen finden Kinder ganz allein anhand der Prägung und der Anerkennung im Familiensystem. Ungelöste Themen in der Familie wirken immer auf die Kinder ein und werden eher verstärkt, wenn sie *abtrainiert* werden sollen.

Heilsame Übung: Gesunde Männlichkeit

Stellen Sie sich vor, wie Sie und Ihr Kind sich gegenüberstehen. Gehen Sie nun vor Ihrem Kind auf die Knie, um ihm auf Augenhöhe zu begegnen. Während Sie das Licht und die Liebe in den Augen Ihres Kindes wahrnehmen, verschwindet alles Äußere immer mehr aus Ihrer Wahrnehmung. Sie tauchen ganz in diesen Augenblick des Einander-in-die-Augen-Schauens ein und sehen nur die Augen Ihres Kindes. Dann spüre Sie, wie Sie beide immer mehr von Licht umgeben werden, bis der Raum um Sie herum vollkommen in goldenem Licht erstrahlt. Sie befinden sich nun mit Ihrem Kind im heiligen Tempel Ihrer Ahnen. Erheben Sie sich und schauen Sie sich um, nehmen Sie den heiligen Tempel der Ahnen ganz wahr und in sich auf… Nun schauen Sie wieder zu Ihrem Kind und sagen zu ihm:

Ich liebe dich, und ich danke dir von Herzen, dass du mit mir zu unseren Ahnen gehst. Lass uns Heilung erfahren, indem wir allen unseren männlichen Ahnen Ehre erweisen. Ich bin bei dir!

Nehmen Sie Ihr Kind bei der Hand und rufen in den Raum des heiligen Tempels:

Mein Kind und ich sind gekommen, um euch, all unseren Ahnen, Ehre zu erweisen. Bitte geliebte Ahnen, zeigt euch alle und tretet hervor!

Schauen Sie zu, wie Ihre und die Ahnen Ihres Kindes vor Ihnen erscheinen. Manche Gesichter mögen deutlicher sichtbar sein

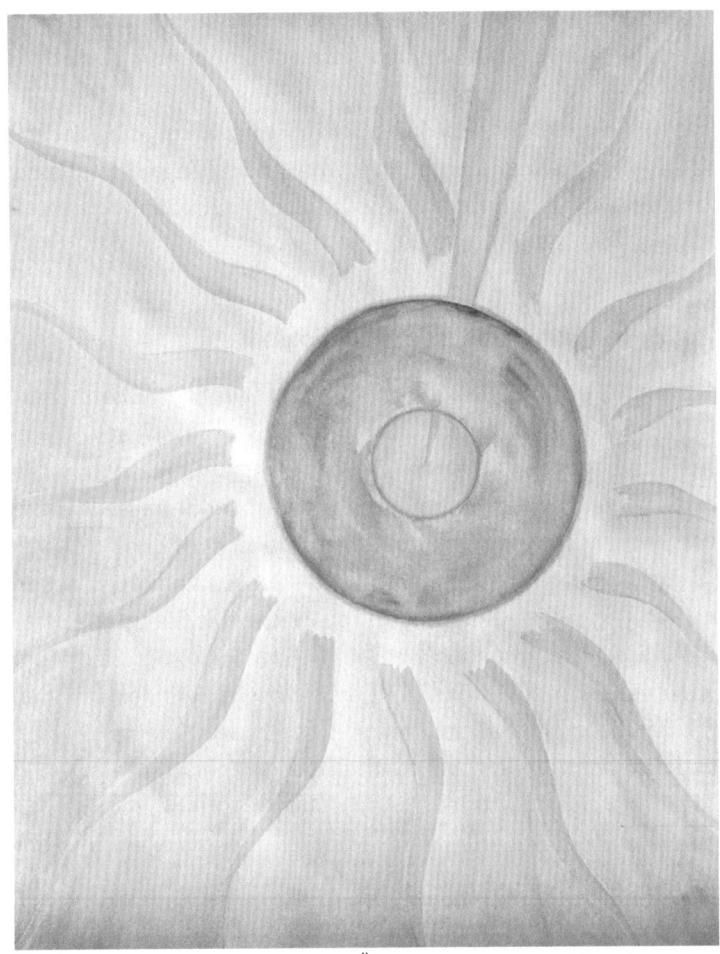

Das farbige Bild zu dieser Heilsamen Übung finden Sie als PDF-Vorlage zum Ausdrucken im Internet unter http://lichtchristall.de/kinder-heilung-bilder.

als andere, manche Ahnen mögen Ihnen klarer und kraftvoller gegenübertreten als andere. Einige werden vielleicht nur wie im Nebel erscheinen. Nehmen Sie einfach wahr, wie es jetzt ist. Grüßen Sie Ihre Ahnen und bitten im Anschluss darum, dass nun alle männlichen Ahnen hervortreten! Schauen Sie zu, wie alle Männer und Jungen auf Sie zukommen. Nehmen Sie wahr, wie es den männlichen Ahnen geht, ob sie voller Kraft sind, liebevoll oder traurig, wütend, ängstlich oder voller Freude dastehen. Nehmen Sie die Unterschiede zwischen den einzelnen männlichen Ahnen wahr, ohne zu überlegen oder zu bewerten, warum es so ist, wie es ist. Sagen Sie dann:

Danke, dass ihr uns bei unserer Heilung behilflich seid. Wir danken euch allen. Ihr seid unsere männlichen Ahnen und die schützende Kraft unserer Familie. Ein jeder von euch ist wertvoll und wichtig. Nur mit euch allen gemeinsam können wir eine starke und gesunde Familie sein. Ihr seid die Zeugen unserer aller Leben. Seid gesegnet!

Verneigen Sie sich mit Ihrem Kind vor allen Ihren männlichen Ahnen und schauen Sie dann, wie sich in den Reihen der Ahnen vielleicht etwas ändert…

Das Licht im heiligen Tempel der Ahnen wird nun wieder ganz hell, Ihre Ahnen und auch Sie und Ihr Kind werden ganz von Licht eingehüllt, bis Sie nur noch das Licht wahrnehmen können. Kommen Sie nun wieder ganz im Hier und Jetzt an.

Röteln

DIE HEILUNG DER WEIBLICHKEIT

Kinder stecken sich mit Röteln an, wenn im Familiensystem eine Heilung innerhalb der weiblichen Ahnenlinie erforderlich ist. Es geht bei diesem inneren Prozess vor allem darum, einer unterdrückten weiblichen Kraft Raum zu geben, so dass ein Gleichgewicht zwischen männlicher und weiblicher Energie erreicht wird. Heute kommen in beinahe allen Familien in irgendeiner Form Konflikte durch die Unterdrückung natürlicher weiblicher Kraft vor. Dies ist nicht nur eine Folge von Kriegen, sondern auch der jahrtausendewährenden Unterdrückung der Frau in Familie und Gesellschaft. Solange dieses Ungleichgewicht nicht anderweitig gelöst wird, werden sich Kinder mit den Röteln auseinandersetzen, um die Grundlage für eigene gesunde Nachfahren zu schaffen.

Eine Auseinandersetzung mit der Rötelninformation geschieht auf natürliche Weise im sogenannten Kindergarten- und Vorschulalter und ist bis zur Pubertät abgeschlossen. Eine Infizierung geschieht von Natur aus zu einer Zeit, wo weder Zeugung und Empfängnis von Nachkommen noch eine Schwangerschaft möglich sind. Werden Kinder daran gehindert, ganz natürlich in dieser Zeit eine notwendige Rötelnerfahrung zu durchlaufen, so kann sich eine Infektion mit Röteln auf einen späteren Zeitpunkt verschieben. Besonders für Mädchen ist es von größter Bedeutung, die Gelegenheit zu einer Rötelninfektion vor ihrem gebärfähigen Alter zu erhalten, damit sie in einer späteren Schwangerschaft die nötige Reife und Immunität besitzen.

Auch beim Thema Röteln steht die Frage im Raum, welchen Einfluss die künstlichen Immunisierungsversuche haben. Beim Durchleben einer Rötelninfektion, welche im Kindesalter als harmlos gilt, wird eine lebenslange Immunität erreicht, so dass künftige Schwangerschaften sicher sind, was durch eine Impfung nicht erreichbar ist. Die Wissenschaft möge untersuchen, welchen Einfluss die Impfungen auf die heute beobachtete Altersverschiebung von Rötelninfektionen in das Erwachsenenalter haben. Wenn sich Schwangere mit Röteln infizieren, droht eine Gefahr für das noch ungeborene Leben, dem in dieser frühen Phase des Lebens die nötige Reife fehlt, eine Rötelninformationen zu meistern.

Orientierungsdaten

Natürliches Alter	Kinder vom vierten bis siebenten Lebensjahr
Begleitinformation	Rubeolavirus
Entwicklungszeit	2 bis 3 Wochen
Gesundes Fieber	38 bis 39 Grad Celsius
Dauer	7 Tage
Organbezug	Lymphe, Milz, Blut, Haut
Hautausschlag	Exanthem: Gesicht und hinter den Ohren > Rumpf > Extremitäten, vor allem ausgeprägt am Rücken und den Streckseiten der Extremitäten
Erscheinung	linsengroße Flecken, hellrot, nicht zusammenfließend
Begleiterscheinung	Juckreiz ist in seltenen Fällen möglich.

Das Bild einer Rötelnerkrankung

Die Röteln zeigen sich, wenn sie natürlich und im Kindesalter auftreten dürfen, als leichte Virusinfektion und in der Regel ohne Komplikationen.

Infiziert sich ein Kind mit Röteln, so zeigt der Organismus zuerst über Haut und Schleimhäute von außen nach innen eine Auseinandersetzung mit der Rötelninformation. Wie bei Mumps, ist die Lymphe besonders aktiv, hier jedoch auch besonders die Milz. Das Blut als Träger des Lebens erfährt die für eine gesunde Fortpflanzung notwendige Reife.

Nach einer Infektion mit Röteln erkrankt nur annähernd die Hälfte aller infizierten Kinder. Etwa fünfzig Prozent aller infizierten Kinder durchleben die Röteln still, das heißt ohne irgendwelche Symptome sowie ohne eine Beeinträchtigung des Allgemeinbefindens.

Ist der gesamte Organismus mit der Rötelninformation infiziert, was vom Zeitpunkt der Ansteckung mit der Information mehrere Wochen dauern kann, so entwickelt das Kind in der Regel zuerst Fieber. Bei geringerer Lebenskraft können zu Beginn leichte Reaktionen an den Schleimhäuten auftreten, etwa Schnupfen, Husten oder Bindehautentzündung, während das Lymphsystem auf Hochtouren arbeitet. In der Zeit der Infektion sind am ganzen Körper oder auch nur vereinzelt, vorrangig im Hals- und Kopfbereich, Lymphknotenschwellungen möglich. Diese erste Phase einer Rötelnerkrankung wird als sogenanntes *Prodromalstadium* bezeichnet. Dies ist die Zeit vor dem für die Röteln charakteristischen Hautausschlag. Ist die Rötelninformation erfolgreich verarbeitet, so beginnt die Entgiftung des Organismus, welche großflächig über die Haut und über die Schleimhäute sichtbar wird.

Oft ist der Rötelausschlag als erstes hinter den Ohren und im Gesicht zu erkennen, bevor er sich, beginnend am unteren Rumpf, über den ganzen Körper sternförmig ausbreitet, wobei auch Arme und Beine betroffen sind. Die Zeit der mit einem Hautausschlag verbundenen Entgiftung wird als *Exanthemstadium* bezeichnet.

Auf der Haut zeigen sich viele, relativ kleine hellrote Flecken, die wenig erhaben sind und kaum zusammenfließen. Es können auch in vereinzelten Fällen in der Mitte der Flecken winzig kleine, weiß schimmernde, mit Flüssigkeit gefüllte Pusteln auftreten. Das Abklingen des Hautausschlages wird zuerst am Rumpf beobachtet. Der Hautausschlag der Röteln juckt normalerweise nicht und ist in der Regel nach maximal drei Tagen vollkommen verklungen. In Einzelfällen kann es zu feinen Hautabschälungen kommen, besonders an Händen und Füßen. Erst nach dem natürlichem Entwickeln und vollständigen Abklingen des Hautausschlages hat das Kind seine vollkommene Reife durch die Röteln erreicht.

Begleitende Bestimmungen, Zeichen und Keime

Eine Rötelninfektion wird begleitet von einem Informationsfeld, welches als Rubeolavirus identifiziert werden kann, welcher sich nur in menschlichen Zellen nachweisen lässt. Die Milz ist in der Zeit einer Rötelninfektion stark aktiv. Das Blut erhält eine neue Reife. Blut ist der Inbegriff für die Annahme des Lebens und die Lebensfreude. Bei der Entstehung neuen Lebens in einer Schwangerschaft entwickelt die werdende Mutter viel mehr Blut und gibt ihrem noch ungeborenen Kind über ihr Blut Nahrung und Kraft zur Entwicklung des körperlichen Seins. Blut steht für die Fülle und die Fruchtbarkeit des Lebens.

Die Gefahr von Röteln in einer Schwangerschaft

Zu Recht gefürchtet sind Rötelninfektionen allerdings in der Schwangerschaft, vor allem innerhalb der ersten drei Monate. Es ist von der Natur so eingerichtet, dass alle notwendige Reife für eine natürlich gesunde Schwangerschaft bereits im nicht zeugungs- und gebärfähigen Kindesalter vorbereitet wird, so dass jede Frau bereits vor ihrer Schwangerschaft die vollkommene Rötelnimmunität besitzt, wenn eine Ausheilung der weiblichen Kraft im Familiensystem nötig ist. Trägt ein Mädchen eine Erbschaft, welche die Zeugung und Empfängnis gesunder Nachkommen infrage stellt, wird es sich bei ungetrübter Lebenskraft ganz natürlich im Kindesalter mit den Röteln infizieren. Braucht es diese Auseinandersetzung nicht, da die weibliche Fruchtbarkeit in ihrer Familie natürlich gegeben ist, so hat sie auch als erwachsene Frau keinerlei Affinität zur Rötelninformation. Sie kann sich in diesem Fall weder im Kindesalter noch im Erwachsenenalter mit den Röteln infizieren.

Ohne die lebenslange Immunität und auch ohne die natürliche Chance, im Kindesalter die Röteln zu erfahren, leben heute immer mehr schwangere Frauen in der Angst vor einer Rötelninfektion, und dies zu recht.

Röteln gelten in den ersten drei Monaten einer Schwangerschaft als gefährlich, da das ungeborene Kind in dieser Zeit alle seine Körperorgane entwickelt. Es geht vor allem um eine Sicherheit für das Herz, das Nervensystem und die Sinnesorgane. In der modernen Medizin steht das sogenannte *Gregg-Trias* für Missbildungen am Herzen, an den Augen und dem Innenohr infolge einer Rötelninfektion im Mutterleib.

Je früher in der Schwangerschaft eine unglücklich terminierte Rötelninfektion stattfindet, um so eher kann dies zu einem Herzfehler oder sogar zum Tod des noch Ungeborenen führen. Bei den Sinnesorganen sind besonders Augen und Ohren betroffen. Es bestünde die Gefahr, dass ein im Mutterleib mit Röteln infiziertes Kind die Welt, in die es geboren werden möchte, nicht über seine äußeren Sinne wahrnehmen kann.

Ganzheitlich vorbeugende Massnahmen

Ein Kind ist und bleibt natürlich immun gegen eine Rötelninfektion, wenn in der Familie eine natürlich gesunde, weibliche Empfängnis besteht. Eine natürliche weibliche Empfängnis ist gegeben, wenn die weibliche Ahnenlinie geheilt ist. Es bedeutet, dass die Weiblichkeit geachtet und geschützt gelebt werden kann, während die männliche Kraft in ihrer natürlichen Macht und Stärke angstfrei integriert und geachtet wird. Eine Prophylaxe der Röteln mit gleichsam gegebener Immunität für ein Kind kann bereits bei Kinderwunsch, in der Schwangerschaft sowie in den Jahren vor einer möglichen Infektion erfolgen, indem die Themen der Weiblichkeit in der Familie zur Heilung angeregt werden.

Bewusste Eltern beginnen mit der Heilung ihrer selbst und der Ahnen bereits vor der Partnerwahl.

Möglichkeiten und Wege für ganzheitliche Lösungen bei Familienerbschaften und Krankheitsursachen in der Familie sowie Hinweise zu natürlicher Prophylaxe finden Sie im Kapitel *Von Natur aus immun.*

Werden für ein Kind die Themen zur Heilung der Weiblichkeit einfach immer dann aufgegriffen und in Balance gebracht, wenn sie sich zeigen, so wird es keine Röteln benötigen oder diese höchstens still und natürlich vor der Pubertät durchleben. Ist die weibliche Kraft in der Familie in Balance, sind die Nachfahren gegen Röteln natürlich immun – immun, ohne sich zu infizieren, und immun in jeder möglichen späteren Schwangerschaft.

Ganzheitliche Begleitung bei Erkrankung

Eine Rötelninfektion verläuft in der Regel ohne größere Beeinträchtigungen des Allgemeinbefindens, dennoch ist das mit Röteln infizierte Kind krank und braucht alle Energie zur Meisterung des inneren Konfliktes. Arztbesuche sollten vorzugsweise als Hausbesuche stattfinden.

Gesundes Fieber sollte auf keinen Fall verhindert oder gesenkt, sondern als natürliche Reaktion der Lebenskraft geschätzt werden. Das kranke Kind benötigt ausreichend Schlaf und Ruhe ohne große Ablenkungen. Treten Durstlosigkeit oder Beschwerden auf wie zum Beispiel Kopfweh, Glieder- und Gelenkschmerzen, so ist es sinnvoll, die Lebenskraft mit ganzheitlichen Mitteln zu stärken. Dies wird dem Kind mehr Wohlbefinden schenken, während es sich mit der Rötelninformation auseinandersetzt. Das erkrankte Kind benötigt ausreichend reines Wasser zu trinken.

Solange der Hautausschlag nicht vollständig erschienen und wieder abgeklungen ist, sind Duschen und Bäder zu meiden. Es sollte stets darauf geachtet werden, dass dem Kind angenehm warm ist und es keinerlei Zugluft ausgesetzt wird, während für ausreichend frische Luft zum Atmen gesorgt ist.

Über die Auseinandersetzung mit der Rötelninformation wird eine Heilung der weiblichen Ahnenlinie im Familiensystem angeregt, welche für das Kind und seine weiblichen Nachkommen gesunde Schwangerschaften und die Geburten gesunder zeugungs- und gebärfähiger Kinder sichern soll. Auch sogenannte genetische Krankheiten, welche über die weibliche Linie nur vererbt und nicht ausgedrückt werden, beispielsweise Hämophilie, auch Bluterkrankheit genannt, können über eine Meisterung der Röteln mit zur Heilung angeregt werden. Die Röteln bewirken die Erhaltung und Heilung natürlicher Empfängnis. Sie bilden eine Möglichkeit der Vorbereitung natürlich gesunder Gebärfähigkeit, nicht nur für die Mädchen sondern auch für die weiblichen Nachkommen der Jungen.

Infolge der Jahrtausende währenden Unterdrückung der weiblichen Kraft weltweit, vor allem in den Familien selbst, aber auch über Konflikte zwischen Völkern, finden wir heute in beinahe jeder Familie unterdrücktes weibliches Potential. Es ist natürlich anzustreben, die weiblichen Ahnenlinien auf andere Weise zu heilen als über die Erfahrung von Kinderkrankheiten. So lange dieses Bewusstsein noch nicht ausreichend entwickelt ist, tragen die Röteln auf eine zwar unbewusste, doch einfache und natürliche Weise im Kindesalter dazu bei, ein bereits so lange Zeit bestehendes Ungleichgewicht zwischen männlicher und weiblicher Kraft in den Familien zu heilen.

Heilsame Übung: Gesunde Weiblichkeit

Stellen Sie sich vor, wie Sie und Ihr Kind sich gegenüberstehen. Gehen Sie nun vor Ihrem Kind auf die Knie, um ihm auf Augenhöhe zu begegnen. Während Sie das Licht und die Liebe in den Augen Ihres Kindes wahrnehmen, verschwindet immer mehr alles Äußere aus Ihrer Wahrnehmung. Sie tauchen ganz in diesen Augenblick des Einander-in-die-Augen-Schauens ein und sehen nur die Augen Ihres Kindes. Dann spüren Sie, wie Sie beide

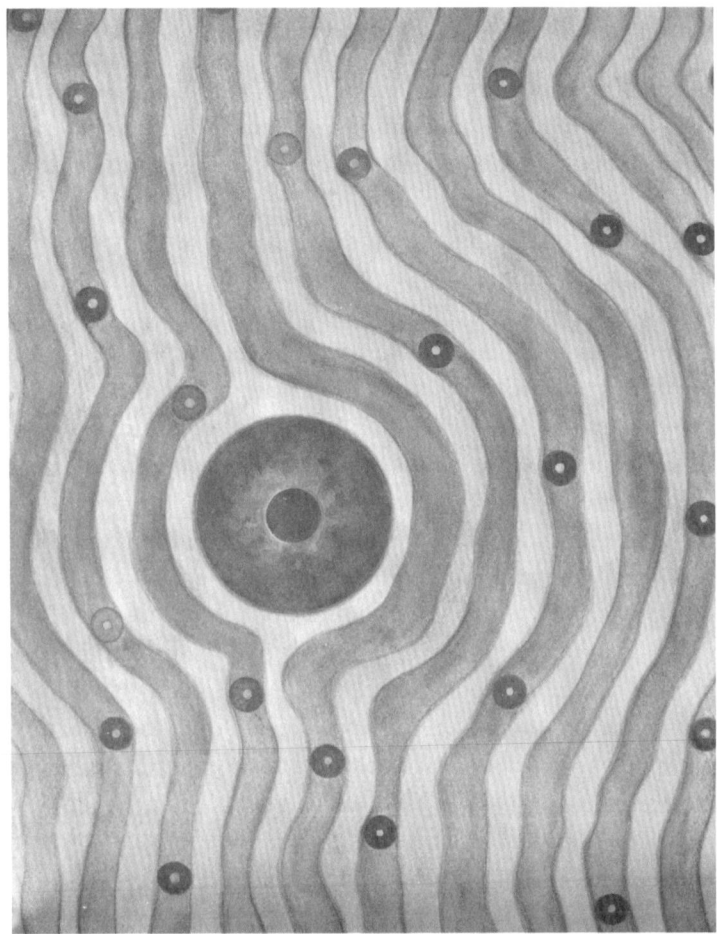

Das farbige Bild zu dieser Heilsamen Übung finden Sie als PDF-Vorlage zum Ausdrucken im Internet unter http://lichtchristall.de/kinder-heilung-bilder.

immer mehr von Licht umgeben werden, bis der Raum um Sie herum vollkommen in goldenem Licht erstrahlt. Sie befinden sich nun mit Ihrem Kind im heiligen Tempel Ihrer Ahnen. Erheben Sie sich und schauen Sie sich um, nehmen Sie den heiligen Tempel der Ahnen ganz wahr und in sich auf... Nun schauen Sie wieder zu Ihrem Kind und sagen zu ihm:

Ich liebe dich und ich danke dir von Herzen, dass du mit mir zu unseren Ahnen gehst. Lass uns Heilung erfahren, indem wir allen unseren weiblichen Ahnen Ehre erweisen. Ich bin bei dir!

Nehmen Sie Ihr Kind bei der Hand und rufen in den Raum des heiligen Tempels:

Mein Kind und ich sind gekommen, um euch, all unseren Ahnen, Ehre zu erweisen. Bitte, geliebte Ahnen, zeigt euch alle und tretet hervor!

Schauen Sie zu, wie Ihre und die Ahnen Ihres Kindes vor Ihnen erscheinen. Manche Gesichter mögen deutlicher sichtbar sein als andere, manche Ahnen mögen Ihnen klarer und kraftvoller gegenübertreten als andere. Einige werden vielleicht nur wie im Nebel erscheinen. Nehmen Sie einfach wahr, wie es jetzt ist. Grüßen Sie Ihre Ahnen und bitten im Anschluss darum, dass nun alle weiblichen Ahnen hervortreten! Schauen Sie zu, wie alle Frauen und Mädchen auf Sie zukommen. Nehmen Sie wahr, wie es den weiblichen Ahnen geht, ob sie ruhig und voller innerer Kraft, liebevoll oder traurig, ohnmächtig, wütend, ängstlich oder voller Freude da sind. Nehmen Sie die Unterschiede zwischen den einzelnen weiblichen Ahnen wahr, ohne zu überlegen oder zu bewerten, warum es so ist, wie es ist. Sagen Sie dann:

Danke, dass ihr uns bei unserer Heilung behilflich seid. Wir danken euch. Ihr seid unsere weiblichen Ahnen und die heiligen Tempel des Lebens unserer Familie. Durch euch wird die empfangene Liebe zum Leben erweckt und geboren. Seid gesegnet!

Verneigen Sie sich mit Ihrem Kind vor allen Ihren weiblichen Ahnen und schauen Sie dann, wie sich in den Reihen der Ahnen vielleicht etwas ändert…

Das Licht im heiligen Tempel der Ahnen wird nun wieder ganz hell, Ihre Ahnen und auch Sie und Ihr Kind werden ganz von Licht eingehüllt, bis Sie nur noch das Licht wahrnehmen können. Kommen Sie nun wieder ganz im Hier und Jetzt an.

Scharlach

Scharlach

Die Vereinigung unvereinbar erscheinender Gegensätze

Wie Mumps dem männlichen Ahnenzweig Heilung schenkt und die Röteln dem weiblichen, bringt Scharlach die Balance männlicher und weiblicher Energien im Familiensystem und damit im infizierten Kind selbst. Es geht um die Harmonie der inneren Eltern und gleichsam um den Frieden innerhalb beider Herkunftsfamilien, welche sich in diesem Kind vereinen.

Wie bei den Masern, steht bei der Scharlachinformation ebenfalls die Aufgabe im Raum, einen Konflikt zwischen unvereinbaren Gegensätzen zu lösen. Bei Scharlach geht es jedoch direkt um das Aussprechen der inneren Wahrheit im Kontrast zu den gelebten »Werten« der äußeren Welt, wohingegen die Masern oft erst die Grundlage schaffen, versteckte Konflikte ans Licht zu bringen. Der Scharlachkonflikt ist nicht so tief versteckt und verstrickt, wie die Konflikte, auf denen sich Masern entwickeln. Bei der Meisterung einer Scharlachinfektion geht es nicht so sehr um das Erkennen der inneren Wahrheit und Balance, sondern vielmehr um das Ausdrücken der inneren Wahrheit.

Wie die Masernerkrankung Konflikte zwischen Innen und Außen in Lösung bringen soll, so Scharlach Konflikte zwischen Links und Rechts, Gefühl und Verstand, Männlichkeit und Weiblichkeit. Als Ursache für eine Scharlacherkrankung können auch ganz einfach aktuelle Konflikte zwischen Mutter und Vater dienen, die Aufrechterhaltung unglücklicher Partnerschaften oder auch Scheidungen.

Gerade dann, wenn in der Familie nicht kommuniziert, sondern geschluckt und unterdrückt wird, was geklärt werden sollte, herrscht ein Scheinfrieden, in dem unsichtbare Kräfte gegeneinander wirken. Was unvereinbar und gegensätzlich zu sein scheint, macht dem stark mitfühlenden Kind immer Probleme. Aber auch dann, wenn Themen lautstark und mit Gewalt ausgedrückt werden, fehlt den Gegensätzen die Balance. Mit einer möglichen Scharlachinfektion beginnt sich ein Kind in einem Alter auseinanderzusetzen, wo es dazu in der Lage ist,

Gegensätze im menschlichen Miteinander der Eltern zu spüren, gleichzeitig jedoch noch das Bewusstsein der Einheit besitzt, aus dem es geboren worden ist. Ein Kind, das sich mit Scharlach infiziert, erlebt in sich die Notwendigkeit, etwas zu harmonisieren, was für die Eltern oder auch ältere Generationen unvereinbar zu sein scheint.

Das Kind muss nun lernen, das, was seinem inneren Gefühl entspricht, weder zu schlucken, um sich anzupassen, noch mit Gewalt herauszuschreien. Es möchte sich weder zum Opfer noch zum Täter entwickeln, sondern die hinter allem liegende Wahrheit zum Ausdruck bringen, welche sowohl der einen als auch der anderen Seite eines bisherigen Machtkampfes Anerkennung schenkt und damit Frieden ermöglicht.

Bei Scharlach geht es um den Sieg des wahrhaftigen Ausdrucks über eine Gewalt, eine Lösung unterdrückter Gefühle. Aus diesem Grund spielt sich Scharlach primär im Hals ab. Nur wenn dieser erste Heilungsversuch scheitert oder der familiäre Konflikt zu sehr verankert ist, verlagert sich das Scharlachgeschehen auf eine tiefere Ebene. Dann wird die Wahrheit sozusagen *auf Herz und Nieren geprüft*. Tiefsitzende Familienthemen, wo bestimmte Gefühle nicht ausgedrückt werden, zeigen sich immer auch über die Nieren. Das Herz ist die Instanz, welche durch Liebe und Vergebung eine höhere Harmonie ermöglicht. Die Scharlachinfektion im Hals ist sozusagen eine wundervolle Chance, ererbte Themen unterdrückter Gefühle zu heilen, ohne dass sich schwere Pathologien des Herzens und der Nieren vererben müssen. Wie Scharlach sich ungelöst auf Herz und Nieren auswirken kann, ist es auch in der Lage, genetisch bedingte, chronische Herz und Nierenbelastungen zur Heilung anzuregen und eine Weitervererbung zu beenden.

Orientierungsdaten

Natürliches Alter	Kinder vom vierten bis zehnten Lebensjahr
Begleitinformation	Bakterien: Streptococcus pyogenes
Entwicklungszeit	3 bis 7 Tage
Gesundes Fieber	39 bis 40 Grad Celsius
Dauer	7 bis 10 Tage
Organbezug	Rachenschleimhaut, Mandeln, Lymphe, Haut

Hautausschlag	Exanthem: Unterbauch, seitliche Leistengegend, in
	den Beugen: Achseln, Armbeuge, Kniebeuge, Leisten-
	beuge; Innenseiten der Oberarme und Oberschenkel
Erscheinung	blassrosa, kleinfleckig und erhaben wie eine »Gänse-
	haut«, Exanthem lässt sich mit einem Glaspatel
	»wegdrücken«
Begleiterscheinung	Angina, Wangenröte mit blassem Dreieck um den
	Mund; eventuell leichte Gelbsucht der Haut

DAS BILD EINER SCHARLACHERKRANKUNG

Setzt sich ein Kind mit der Scharlachinformation auseinander, so wird es zuerst eher still und introvertiert sein, bevor es kurz vor Ausbruch der sichtbaren Krankheitszeichen vielleicht sogar in das Gegenteil verfällt und unausstehlich, fordernd, laut und anstrengend sein kann. Erst wenn dann das Fieber entsteht, welches je nach Lebenskraft und Themen recht hoch sein kann, ist zu erkennen, dass die Veränderungen in der Gemütsverfassung des Kindes lediglich die Vorboten einer Krankheit waren. Einen Tag lang wird das Kind möglicherweise lediglich hohes Fieber aufweisen, um dann wahrscheinlich über Halsweh, Schluckbeschwerden und ein Kloßgefühl im Hals zu klagen. Die Halsschmerzen können beim Kauen oder Schlucken auftreten und sogar bis zu den Ohren ausstrahlen. Je weniger Fieber durch die Lebenskraft entwickelt wird, um so stärker sind wahrscheinlich die Beschwerden.

Darüber hinaus können Allgemeinsymptome wie Kopfschmerz, Übelkeit und Appetitlosigkeit sowie Gliederschmerzen und leichter Durchfall als Begleiterscheinungen auftreten. Es ist möglich, dass ein an Scharlach erkranktes Kind sich zu Beginn einmal übergeben muss. Ein Blick in den Mund und den Hals zeigt recht schnell, wo sich der Scharlach zu Beginn hauptsächlich manifestiert. Der Hals kann sehr stark gerötet und mit weißen oder gelblichen Flecken auf der entzündeten Oberfläche, besonders der Gaumenmandeln versehen sein. Die Zunge ist zumeist dick weiß belegt. Sobald sich der Belag löst, erscheint die Zunge stark rot – eine Erscheinung, welcher der Scharlach seinen

Namen verdankt. Auch am Gesicht sind oft typische Anzeichen für Scharlach abzulesen, die Wangen sind gerötet, während das Kind um den Mund sehr blass, beinahe weiß erscheint.

Die Beschwerden im Hals klingen auf natürliche Weise nach drei Tagen ab, während das Immun- und Lymphdrüsensystem auf Hochtouren arbeiten. Die Lymphknoten im Hals und Kieferbereich können stark geschwollen sein sowie eventuell auch weitere Lymphknoten im Bereich des Rumpfes, besonders der Leisten. Auch Bauchschmerzen durch die Aktivität der Mesenterialdrüsen sind möglich.

Bereits innerhalb der Zeit, wo sich die Symptome im Halsbereich allmählich lindern, zeigt sich auf der Haut der typische Scharlachausschlag als Zeichen der Entgiftung. Während der Hautausschlag erscheint, wird sich das Kind wahrscheinlich bereits besser fühlen. Der Scharlachausschlag ist jedoch hoch sensibel zu behandeln, ähnlich dem Masernausschlag, um die Krankheit zu einem erfolgreichen Abschluss zu bringen. Der Hautausschlag beginnt am unteren Rumpf und breitet sich von der Mitte nach außen über den ganzen Körper aus, wobei auch die Streckseiten der Extremitäten stark betroffen sind.

Ebenfalls am Rumpf beginnt der Hautausschlag wieder abzuklingen, welcher zuletzt an Armen und Beinen verschwindet. Ein vollständig erscheinender und ebenso von innen nach außen verblassender Scharlachausschlag ist ein recht sicheres Zeichen, dass das Kind die Scharlachinfektion erfolgreich gemeistert hat. Zeigt sich kein Ausschlag oder wird der Ausbruch und die natürliche Verbreitung verhindert oder ausgebremst, so besteht am ehesten die Gefahr, dass die Scharlachinfektion nicht zum Abschluss kommt und sich die Erkrankung auf eine tiefere Ebene verlagert.

In Falle einer zweiten notwendigen Auseinandersetzung mit der Scharlachinformation kommt es nach einer scheinbaren Erholungsphase, welche ein bis drei Wochen dauern kann, zu Zeichen dieser Verlagerung nach innen. Bis dahin arbeitet das Immunsystem jedoch auf Hochtouren an der Heilinformation. Dass eine Scharlacherkrankung nicht mit dem Hautausschlag zum Abschluss gekommen ist, ist daran zu erkennen, dass das Kind sich drei Tage nach dem Verschwinden des Hautausschlages noch nicht vollständig erholt hat.

Je schwerwiegender der innere, sehr wahrscheinlich über Generationen vererbte Konflikt das Kind belastet, um so eher kann es nun zu Entzündungen im Bereich des Herzens und der Nieren kommen. Jede Entzündung ist ein akuter Versuch der Lebenskraft, ein Gleichgewicht und die Gesundheit herzustellen. Wird die Balance im Organismus hergestellt, ist die Krankheit vollständig überwunden.

Ist die Lebenskraft zu schwach, können chronische Beeinträchtigungen an Herz und Nieren verbleiben. Wird eine Scharlachinformation nicht gemeistert oder die Lebenskraft während einer Scharlacherkrankung unterdrückt, können chronisch rheumatische Erkrankungen verbleiben. Jeder Rheumaschub im weiteren Verlauf stellt einen neuen Versuch der Lebenskraft dar, die Balance am Ende doch noch zu erreichen und kann nur über eine erfolgreiche Stärkung der Lebenskraft zum Erfolg führen.

Begleitende Bestimmungen, Zeichen und Keime

Eine Infektion wird meist mit einer Vermehrung bestimmter Bakterien beobachtet, welche als beta-hämolysierende Streptokokken bezeichnet werden. Solche Bakterien haben einen starken Bezug zum Blut und verursachen Rötungen. Die Reizungen im Organismus werden nicht durch die Bakterien, sondern durch die Toxine verursacht, welche von den Bakterien ausgeschieden werden.

Es geschieht sehr oft, dass eine Scharlachinfektion erfolgreich durchlaufen wird, ohne dass sich eine Vermehrung dieser Art von Streptokokken nachweisen lässt. Die körperlichen Symptome sind in diesen Fällen eher weniger ausgeprägt, aber dennoch deutlich auf eine Scharlacherkrankung hinweisend.

Während sich ein Kind mit Masern, Mumps oder Röteln nur einmal im Leben infiziert und dann eine natürliche Immunität besitzt, kann eine Scharlachinfektion heute mehrfach erfahren werden. Das liegt unter anderem auch daran, dass an Scharlach erkrankte Kinder meist so schnell wie möglich mit Penicillin oder einem anderen antibiotisch wirkenden Mitteln behandelt werden. Die Lebenskraft wird hier sofort gebremst, zuweilen schwer unterdrückt. Jede wiederholte

Scharlachinfektion ist ein Zeichen für eine erholte Lebenskraft, welche einen neuen Versuch startet, einen dringend notwendigen Heilungsprozess zu meistern.

Ganzheitlich vorbeugende Massnahmen

Um einem Kind eine mögliche Scharlachinfektion zu ersparen, ist es vorrangig notwendig, familiär alles so klar, mitfühlend und liebevoll zum Ausdruck zu bringen, wie es nur möglich ist. Gegensätzliche Ansichten sollten gleichrangig Raum haben dürfen. Prinzipiell ist der Ausdruck jeglicher Gefühle zuzulassen, wie es das Leben erfordert und gegebenenfalls durch das Vorleben am eigenen Beispiel anzuregen, auf welche Weise Gefühle ohne Gewalt ausgedrückt werden können.

Von Natur aus bringen Kinder ihre Meinung ohne Gewalt zum Ausdruck, sie spiegeln allerdings oft sehr klar die erlebte Stimmung in der Familie. Das ist auch so, wenn die Gewalt nur unter der Oberfläche brodelt und nicht direkt ausgesprochen wird. Gerade bei sehr angepassten und scheinbar friedlichen Menschen, welche um des Scheinfriedens willen lieber alles schlucken als auszusprechen, was aufgeklärt werden müsste, gibt es eine sehr zerstörerische innere Gewalt, die sich früher oder später in Krankheiten äußert. Kinder spüren dies alles, ganz gleich, wie verschlossen die Gefühlswelten der Erwachsenen sind.

Es gilt nicht nur in der eigenen Familie sondern auch bei den Großeltern anzuregen, den wahrhaftigen Ausdruck der inneren Wahrheit zu pflegen. Dies ist oft nicht einfach, zumal die meisten Menschen heute gelernt haben, ihre Gefühle für sich zu behalten und zu unterdrükken, um in einer Welt zu funktionieren, deren Glück größtenteils an Dingen bemessen wird und nicht am liebevollen Miteinander. Auch wenn Eltern es schaffen, ihrem Kind mit offener Herzlichkeit und mit Akzeptanz auftretenden Gefühlen gegenüber zu begegnen, so kann es doch sein, dass dies in ihren Herkunftsfamilien weder üblich war noch heute leicht möglich ist. Dennoch lohnt es sich immer bei sich selbst anzufangen und seinem Kind wahrhaftige Authentizität und Herzlichkeit vorzuleben. Auch Großeltern lassen sich von den Gepflogenheiten der jüngeren Familien berühren.

Jedes Kind wird selbst entscheiden, ob ihm dies ausreicht, die Balance in sich herzustellen oder ob es für sein Familiensystem eine tiefergehende Lösung anstrebt und sich dazu gegebenenfalls mit Scharlach infiziert. Vertrauen Sie Ihrem Kind, und seien Sie mutig und voller wahrhaftiger Gefühle. Lernen Sie mit allen Gefühlen umzugehen, wie Ihre Kinder es tun. Werden Sie mit Ihren Kindern wieder kreativ, sich auszudrücken. Nur unterdrückte Gefühle können aggressiv und zerstörerisch wirken. Alles, was fließen darf, findet früher oder später seinen Ausdruck in Kreativität und Lebensfreude.

Möglichkeiten und Wege für ganzheitliche Lösungen bei Familienerbschaften und Krankheitsursachen in der Familie sowie Hinweise zu natürlicher Prophylaxe finden Sie im Kapitel *Von Natur aus immun.*

Ganzheitliche Hilfen bei Erkrankung

Da sich die meisten Scharlacherkrankungen mit einem Aufwallen von familiär nicht geäußerten Gefühlen im Kind ankündigen, zeigt sich besonders deutlich bei Scharlach, dass Krankheiten sich oft mit einer Veränderung im Gemüt ankündigen. Aufmerksame Eltern spüren immer, bevor ihr Kind erkrankt, dass es sich in irgendeiner Weise verändert. Jedes Kind zeigt frühzeitig an, dass es sich in einem Konflikt befindet, der eine größere Herausforderung darstellt.

Oft ist es möglich, bereits in diesem Stadium eine ganzheitliche Hilfe zu geben, so dass Scharlach nicht mehr ausbricht, und das Kind den Konflikt bereits meistert. Samuel Hahnemann empfahl das homöopathische Mittel Belladonna als Prophylaxemittel für Scharlach, welches bei der Gefahr einer Scharlachinfektion rechtzeitig gegeben, eine Erkrankung verhindern könnte.

Belladonna ist ein Mittel für heftige, akute Reaktionen zu Beginn fieberhafter Infekte und ist zudem häufig mit temperamentvollen Gefühlsausbrüchen verbunden. Es ist ebenfalls ein gutes Mittel bei plötzlichem und heftigem Fieber und Halsentzündungen. Da Scharlach eine Auseinandersetzung mit extrem auseinanderdriftenden Seiten darstellt, welche unvereinbar erscheinen, ist natürlich Belladonna ein wundervolles erstes Heilmittel für das Kind in seinem Konflikt. Es würde in einem Stadium wirken, wo die Krankheit noch nicht diagnostiziert oder körperlich sichtbar ist. In dem Fall, wo Kinder sich mit veränderten Gefühlslagen zeigen, welche eher mild oder still leidend erscheinen, wird Belladonna wahrscheinlich nicht diese Wirkung haben.

Entwickelt das Kind gesundes Fieber, so ist dies die beste Grundlage, die Erkrankung leicht und komplikationsfrei zu meistern.

Wenn sich eine Scharlacherkrankung oder eine andere Angina entwickelt, braucht das Kind oft Hilfe zur Linderung der Beschwerden im Hals. Beschwerden beim Schlucken und Kauen sowie Schmerzen, welche bis in die Ohren ausstrahlen, können je nach Vorliebe des Kindes mit kühlenden oder wärmenden Getränken gelindert werden. Für die Herstellung von Tees können, je nach Wunsch des Kindes, desinfizierende und wundheilende Kräuter verwendet werden, etwa Salbei, Kamille oder Ringelblume. Wenn das Kind nach frischen Säften verlangt, wäre es gut, dass milde Säfte aus Äpfeln, Trauben oder Birnen gereicht werden. Viel klares Wasser zu trinken ist vorteilhaft, um dem Körper den Ausscheidungsprozess zu erleichtern. Feuchtwarme Umschläge um den Hals helfen von außen, den Prozess im Hals leicht zu lösen und die Gifte auszuscheiden.

Die bei Scharlach sich vermehrt im Hals ansiedelnden Bakterien scheiden Toxine aus, welche zuerst reizend auf die Schleimhäute des Rachens wirken. Dies macht den Konflikt des Kindes sichtbar – das Gefühl, Ungutes schlucken zu müssen, wenn es sich nicht selbst zu wahrhaftiger Kommunikation befähigt.

In der modernen Medizin werden Scharlacherkrankungen in der Regel sofort mit Penicillin behandelt, was relativ schnell die Beschwerden im Hals auflöst, dem Kind aber die Auseinandersetzung nimmt. Notwendige Arztbesuche sollten auch bei Scharlach als Hausbesuche stattfinden.

Das als Zeichen der Entgiftung erscheinende Scharlachexanthem ist mit großer Achtsamkeit zu begleiten. Das Kind soll weder duschen noch baden und darf auf keinen Fall Kälte oder Zugluft ausgesetzt werden, bis der Hautausschlag vollständig verklungen ist. Wenn aufgrund des Exanthems Juckreiz auftritt, so kann die Lebenskraft ganzheitlich homöopathisch so stimuliert werden, dass der Juckreiz sich schnell auflöst. Bei Juckreiz durch die Hautabschuppungen am Ende des Hautausschlages können auch milde natürliche Cremes Linderung verschaffen. Solche Cremes sollten am besten vegan und unbedingt frei von Paraffinen, Duft- und Aromastoffen, Metallen und anderen unterdrückenden Mitteln sein. Bei zu trockener Haut kann ganz einfach etwas Olivenöl oder Mandelöl einmassiert werden, nachdem die Haut etwas angefeuchtet wurde.

Reife- und Lernerfahrung bei Scharlach

Nach erfolgreicher Konfliktmeisterung durch eine Scharlachinfektion hat das Kind gelernt, unvereinbar erscheinende Gegensätze, die ihm im Außen begegnen, in sich zu einer Einheit zu bringen. Scharlach bringt dem Kind die Botschaft, wie sich Stress bei gewaltsamen Auseinandersetzungen zwischen Menschen lösen kann. Die Scharlachintegration befähigt ein Kind auch, seine innere Wahrheit und die Gefühle auszudrücken, ohne etwas auf Dauer schlucken zu müssen und ohne aggressiv zu werden, wenn verschiedene Meinungen aufeinandertreffen.

Die frühzeitige Gabe von Penicillin verhindert leider die klare Auseinandersetzung an einem Punkt, wo das Kind noch gar keine Chance hatte, seine Lebenskraft zu mobilisieren. Mit antibiotisch wirkenden Mitteln wird der Konflikt sehr wahrscheinlich unterdrückt. In Folge dessen kann ein Kind mit starker Lebenskraft mehrmals Scharlach entwickeln, um zum Ziel zu kommen.

Es wäre sinnvoll, darüber nachzudenken, ein Kind seinem Prozess wenigstens zwei bis drei Tage auszusetzen, ohne einzugreifen. Natürlich ist das eine Anregung, die nur in der Erkenntnis Fuß fassen kann, dass Krankheiten nicht von Erregern ausgelöst werden, sondern Erreger sich aufgrund eines inneren Konfliktes vermehrt ansiedeln und damit helfen, die Krankheit zum Ausdruck zu bringen. Und natürlich kann ein Kind, welches sich mit Scharlach auseinandersetzt, in dieser Zeit nicht den Kindergarten oder die Schule besuchen. Es durchlebt eine Krankheit, gehört ins Bett und braucht einen Elternteil an seiner Seite, der für das Kind da ist.

Mit Scharlach haben wir heute eine Kinderkrankheit, welche – so sie zur Ausheilung geführt wird – für alle degenerativen und Autoimmunerkrankungen wichtige Öffnungen zur Heilung schafft.

Heilsame Übung: Vereinbarkeit der Gegensätze

Stellen Sie sich vor, wie Ihr Kind zwischen seinen Eltern steht, wobei die Mutter links und der Vater rechts vom Kind stehen. Nehmen Sie Ihr Kind an die Hand und lassen es auch die Hand des anderen Elternteils nehmen. Nun schließen Sie innerlich die Augen und spüren, wie die Liebe Ihres Kindes über die Hände und Ihren Arm hinauf zu Ihrem Herzen strömt und spürbar wird. Ebenso fließt die Liebe Ihres Kindes spürbar zu seinem anderen

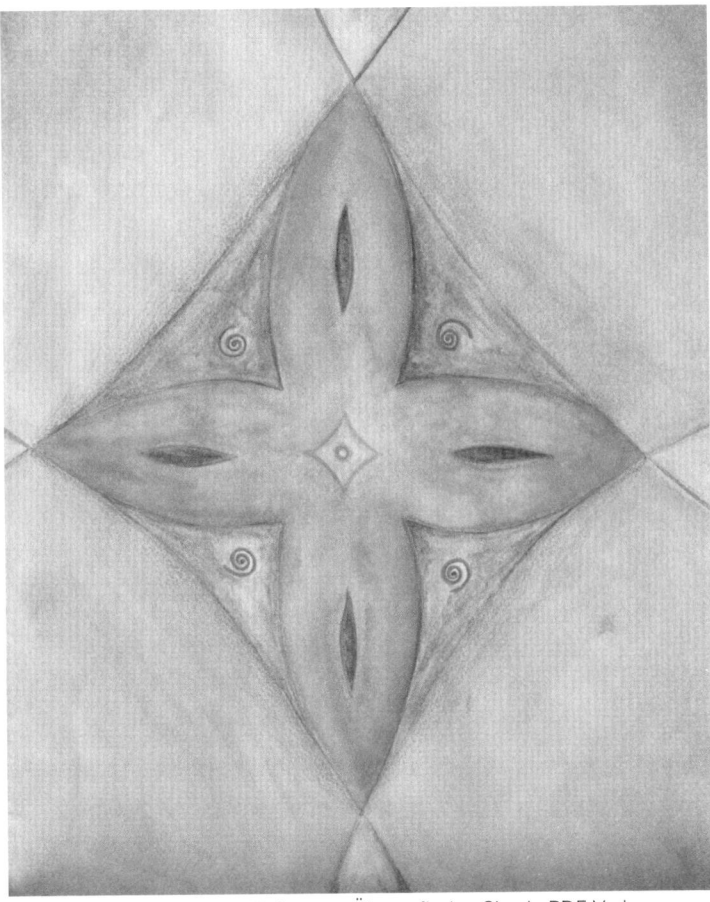

Das farbige Bild zu dieser Heilsamen Übung finden Sie als PDF-Vorlage zum Ausdrucken im Internet unter http://lichtchristall.de/kinder-heilung-bilder.

Elternteil. Fühlen Sie das Gleichgewicht, welches Ihr Kind zwischen Ihnen erreichen kann, und spüren Sie, wo das Gleichgewicht gestört ist!

Nun nehmen Sie wahr, wie Ihr Vater halbrechts hinter Ihnen erscheint und sanft eine Hand auf Ihre rechte Schulter legt und Ihre Mutter halblinks hinter Ihnen erscheint und sanft eine Hand auf Ihre linke Schulter legt. Fühlen Sie Ihr eigenes Gleichgewicht. Auch hinter dem anderen Elternteil Ihres Kindes erscheinen die Eltern und legen ihre Hände sanft auf dessen Schultern. Fühlen Sie wieder in das Gleichgewicht des Kindes und spüren Sie, wo noch etwas fehlt.

Nun erscheinen hinter allen Großeltern die Urgroßeltern und legen ihre Hände auf die Schultern ihrer Kinder, die mütterlichen auf die linken Schultern, die väterlichen auf die rechten Schultern. Spüren Sie wieder das Gleichgewicht in Ihnen und dann das Gleichgewicht, welches Ihr Kind ausstrahlt.

Dann erscheinen die Ururgroßeltern hinter den Urgroßeltern und legen ihre Hände auf die Schultern ihrer Kinder. Spüren Sie wieder das Gleichgewicht in Ihnen und dann das Gleichgewicht, welches Ihr Kind ausstrahlt.

Danach erscheinen die Urururgroßeltern hinter den Ururgroßeltern und legen ihre Hände auf die Schultern ihrer Kinder. Spüren Sie wieder das Gleichgewicht in Ihnen und dann das Gleichgewicht, welches Ihr Kind ausstrahlt.

Zuletzt erscheinen die Ururururgroßeltern hinter den Urururgroßeltern und legen ihre Hände auf die Schultern ihrer Kinder. Spüren Sie wieder das Gleichgewicht in Ihnen und dann das Gleichgewicht, welches Ihr Kind ausstrahlt. Fühlen Sie diese Kraft im Gleichgewicht solange Sie mögen. Dann sagen Sie zu Ihrem Kind:

Eine jede Kraft hat ihre Berechtigung. Alles strömt zum Leben hinzu. Du bist du. Du bist im Gleichgewicht, wenn alles zu dir fließt, was durch uns zu dir strömen kann. Uns geht es gut im Gleichgewicht. Sei gesegnet in deiner Einzigartigkeit!

Kommen Sie nun wieder ganz im Hier und Jetzt an.

Krankheitsfelder und kollektive Krankheiten

Krankheiten überfallen den Menschen nicht wie der Blitz aus heiterem Himmel, sondern sind die Folge fortgesetzter Fehler wider die Natur.

HIPPOKRATES VON KOS

Bei Krankheitsausbrüchen, welche viele Menschen ereilen, geht es immer um Krankheitsfelder, welche von Menschen durch gegenseitige Zerstörung erschaffen wurden. An solche kollektiven Krankheiten können sich alle Menschen anstecken, welche in irgendeiner Form an der Zerstörung teilhatten oder diese als Erbschaft der Ahnen in sich tragen. Es ist anzunehmen, dass jeder große kollektive Krankheitsausbruch in der Geschichte der Menschheit damit einherging, dass Menschen sich gegenseitig und dabei auch Mutter Natur zerstörten. So begann sich die Syphilis mit der Zerstörung der indigenen Völker Amerikas gewaltig auszubreiten. Die Tuberkulose flammte unermesslich stark nach den beiden verheerenden Weltkriegen auf, welche von deutschem Boden ausgingen. Allein diese beiden Infektionskrankheiten stellen massive Erbschaften dar, und ihre chronischen Ausläufer haben bei vielen Generationen Spuren hinterlassen.

Schwerwiegende Infektionskrankheiten, ausbrechend als Epidemien oder gar Pandemien, folgten und folgen noch heute auf Krieg, Umweltzerstörung und Leid. Es sind nicht nur die Zerstörungen, welche weitreichende Folgen auch für die nachfolgenden Generationen aller Beteiligten haben. Alles als unverzeihlich Empfundene zieht Krankheiten nach sich, welche sich familiär vererben und so bei den Nachfahren zu chronischen Belastungen führen.

Wenn ein Mensch sich gegen seine Natur stellt, wozu auch alle seine Mitmenschen gehören, wird er krank. Je zerstörerischer Menschen miteinander und mit der Natur umgehen, um so zerstörerischer zeigen sich auch die Krankheiten. Kriege am anderen Ende der Welt anzuzetteln, zu billigen oder auch nur unbewusst mitzutragen, schadet nicht nur den Menschen und der Umwelt dort, sondern allen Menschen wie auch den eigenen Nachfahren. Es ist gleich, wer zerstört und wer sich zerstören lässt, jede Krankheit betrifft immer Opfer und Täter gleichermaßen, denn beides ist ungesund, Opfer zu sein wie auch Täter.

Alles, was dem Menschen begegnet, dient der Selbsterkenntnis und Entwicklung. Nichts von alldem ist dazu da, Leid zu erzeugen. Krankheiten wie auch Zerstörung zu überwinden bedeutet, sich im einzelnen und in der Verbindung zu allem Leben bewusst zu werden, sich und seinen Ahnen zu vergeben, loszulassen und Entscheidungen zu treffen, welche der Liebe entspringen und nicht der Zerstörung. Des Menschen höchstes Streben gilt, mit allem Existierenden in vollkommener Harmonie zu leben. Bei beharrlichen Abweichungen auf dem Weg dorthin entstehen immer Krankheiten. Krankheiten bringen immer Botschaften zur Heilung und tragen gleichzeitig das Potential der Heilung in sich.

Ein Mensch kann weder als Opfer noch als Täter gesund sein. Der Mensch ist im Ursprung ein sich selbst bewusstes machtvolles Wesen und auf dem Weg der Erkenntnis, dass gemeinsam mit allen anderen Menschen in friedvoller Absicht eine Welt existieren kann, die weder Leid noch Krankheit noch Hunger kennt.

Jede einzelne Krankheit ist ein Ausdruck von Disharmonie und gleichsam eine Chance zur Heilung, die natürlich nicht nötig wäre, würde der Mensch *vor* einer Zerstörung erkennen, was eine natürlich gesunde Lebensweise ist.

Akute und chronische Krankheitsverläufe

Jede Krankheit, ob individueller oder kollektiver Natur, zeigt sich in ihrer Art charakteristisch als akut oder chronisch. Alle Kinderkrankheiten stellen zu Beginn eine akute Krankheit dar.

Eine **akute Krankheit** ist hoch dynamisch. Die Lebenskraft ist stark genug, einen spontanen Konfliktlösungsversuch zu starten. Es besteht eine gute Chance auf vollkommene Heilung in kurzer Zeit.

Wird eine akute Erkrankung nicht gemeistert, so kann sie in einen zweiten spontanen Heilversuch übergehen oder in einen chronischen Zustand. Dies ist abhängig von der Lebenskraft. Im schlimmsten Fall führt eine akute Krankheit zum physischen Tod.

Akute Krankheiten dauern erfahrungsmäßig nur einige Tage und haben das Ziel, den inneren Konflikt in kurzer Zeit vollständig zu meistern. Im Ergebnis dessen werden eine vollkommene Gesundheit und die angestrebte Reife erlangt.

Eine **chronische Krankheit** führt immer schleichend und unabdingbar zum Tod des physischen Körpers. Die Lebenskraft ist geschwächt und nicht in der Lage, eine Heilung herbeizuführen. Eine chronische Erkrankung ist mit einem lebenslangen Erleiden der die Krankheit begleitenden Symptome verbunden. Die einzige Möglichkeit der Heilung eines chronisch kranken Zustandes ist die Aktivierung der Lebenskraft, um sie zu einem erneuten akuten Ausheilversuch zu stimulieren.

Schübe mit Entzündungen während chronisch kranker Zustände sind immer Versuche der Lebenskraft zur Aktivierung eines spontanen Heilversuches. Akute Heilversuche über die Anregung der Lebenskraft sind die einzige Möglichkeit, zur Heilung auf physischer Ebene zu gelangen und sollten wie das Fieber gefördert werden, um zum Erfolg zu führen.

Eine auf rein geistiger Ebene geschehene Heilung, welche im rein materiellen Erleben wegen mangelnder Wahrnehmung (noch) nicht erklärbar ist, wird auch als Wunder- oder Spontanheilung erklärt und ist ebenfalls mit einer Stärkung der Lebenskraft verbunden.

Eine wiederholte Unterdrückung der Lebenskraft jedoch besiegelt am Ende das chronische Leiden bis in den Tod.

Die Lebenskraft eines Menschen ist *immer* bestrebt, Heilung zu erlangen. Daher sucht sie in jedem chronischen Zustand wieder und wieder nach Wegen, die Selbstheilung zu aktivieren.

Aus der Sicht der Seele geht Heilung über den Tod hinaus. Heilung ist Ganzwerdung, die Herstellung innerer Harmonie auf höherer Ebene. Nicht alle Heilungsprozesse, die wir durchlaufen, spielen sich auf ein physisches Leben begrenzt ab. Oft, das sollte uns stets bewusst sein, geschieht Heilung mit dem Tod eines Menschen. Der Tod hat im

Grunde nichts mit Fehlern oder Versagen zu tun. Der Tod ist immer ein Teil eines Weges, der für die Hinterbliebenen unsichtbar ist und wegen der Trennung vom geliebten Menschen überaus schmerzlich sein kann. Für den Menschen, der gegangen ist, geht sein Weg jedoch weiter.

Natürlich sind Gedanken an den Tod und das Sterben für diejenigen, die nicht daran glauben können, dass in jedem Menschen eine unsterbliche Seele existiert, überaus furchtbar. Die Seele des Menschen ist Ursache und auch Ziel seiner Reise in einem menschlichen Leben. Die Angst vor dem Mythos Tod in unserem physischen Erleben ist eine einzige Blockade für das Leben selbst. Wenn wir den Tod akzeptieren könnten als das, was er in Wahrheit ist, eine Tür in eine andere Dimension unseres ewigen Lebens, so würden wir alle Angst davor beiseitelegen und endlich wahrhaftig beginnen zu leben.

Kein Mensch besitzt Macht über das Leben oder Sterben eines anderen Menschen. Die Wahl seines Übergangs trifft jeder Mensch in sich selbst auf der Ebene seiner Seele, wenn auch heute zumeist nicht bewusst. Viele Ärzte und Therapeuten leiden darunter, dem Tod ohnmächtig gegenüberzustehen und tun alles, diese Ohnmacht nicht zu spüren, nicht wahrzuhaben. Doch wir tun besser daran, diese Bürde loszulassen. Wir haben es nicht in der Hand. Aber wir können alles in unserer Macht stehende tun, uns selbst und dadurch auch andere in ihrer Lebenskraft und Lebensfreude zu stärken. Wir können das Leben schön und lebenswert gestalten. *Dies* liegt in unserer Hand.

Wir Menschen befinden uns auf einem individuellen wie auch kollektiven Weg beständiger Bewusstwerdung und Erfahrung unseres inneren Potentials und wahren Wesens. Sind wir auf diesem Weg Irrtümern unterlegen, die wir nicht korrigieren, seien sie individueller oder kollektiver Natur, zeigt uns das akute Aufflammen unserer Lebenskraft mittels Krankheitszeichen an, dass wir gerade auf einem Pfad der Zerstörung wandeln.

Wir haben mit jeder Krankheit die Chance, innezuhalten und eine Kurskorrektur des Lebens vorzunehmen, um wieder ins Gleichgewicht zu gelangen. Findet kein Kurswechsel statt und werden die akuten Krankheitszeichen überhört oder zum Schweigen gebracht, so beginnt ein chronischer Prozess, welcher hoffentlich ein erneutes akutes Aufflammen der Lebenskraft zur Folge hat, was eine weitere Chance zur Heilwerdung darstellen würde.

Nur das Loslassen zerstörerischer Impulse im einzelnen Menschen bewirkt seine Heilung durch die Herstellung innerer Harmonie. Während einer Heilung reift im Genesenden darüber hinaus die Erkenntnis, was zerstörerisch wirkte und was Heilung bedeutet. Dieses neu erlangte Bewusstsein wirkt auch auf das Umfeld des Genesenden heilend, soweit dieses bereit ist, die Botschaft aufzunehmen.

Jeder einzelne Krankheitsprozess beinhaltet eine Botschaft für das Gemeinwohl. Jede Heilung ist für das Wachstum aller wirksam, ein Wachstum hin zu einer höheren Harmonie, zu Liebe, Frieden, Wohlstand und Glück. Natürlich können wir als Menschheit danach streben, erst gar keine Krankheiten entstehen zu lassen, indem wir alle bereit sind, ein Miteinander auf Mutter Erde zu leben, welches niemanden krank macht und für alle gleichermaßen die Grundlage stabiler Gesundheit ist.

Solange wir diesen Seinszustand als Kollektiv noch nicht erreicht haben, gibt es Krankheiten. Krankheiten können wir weder *schönreden* noch unterdrücken. Wir können jedoch ihren Botschaften lauschen, um durch unsere Lebensweise den Bedarf an Krankheiten aufzulösen; wenn auch nicht bereits wirksam für uns selbst, so für unsere Kinder und Enkelkinder.

Wenn wir uns nicht darauf konzentrieren, Krankheiten als Folge oder Strafe zerstörerischen Handelns, sondern als Hinweise zu verstehen, können wir die Entwicklungsbotschaft lesen und bewusst in Heilung gehen. Jede bewusste Ausrichtung auf ein Leben in Liebe und im Einklang mit der Natur macht Krankheiten überflüssig.

Die Frage ist nun: Warum stecken sich einige Menschen an bestimmten Krankheiten an und andere nicht? In Bezug auf die Kinderkrankheiten stellt sich eine weitere Frage: Welche Kinderkrankheiten hat ein Kind wohl zu bestehen?

Um auf diese Fragen einzugehen, möchte ich für die Informationsfelder der vererbbaren Krankheiten den Begriff *Miasma* nutzen, die Erbschaften zu beleuchten.

Miasmen

Der Begriff *Miasma* ist Tausende von Jahren alt und bedeutet so viel wie *Makel* oder *Befleckung*. In der Klassischen Homöopathie wie in anderen ganzheitlichen Heilweisen taucht der Begriff *Miasma* auch als *Urübel* oder *Vererbung* auf. Ein *Miasma* beschreibt chronisch manifestierte Krankheitsfelder einer bestimmten Art. Ein *Miasma* kann ererbt oder auch im Leben selbst erworben sein.

Der deutsche Arzt Christian Friedrich Samuel Hahnemann (1755 – 1843), Begründer der Klassischen Homöopathie, entwickelte ein Modell über drei Basis-Miasmen, mit dem moderne Homöopathen auch heute erfolgreich arbeiten. Dies sind die *Psora*, die *Sykose* sowie die *Syphilinie*. In den meisten Fällen wird dieses bewährte Grundmodell heute um einige neue Miasmen erweitert, welche im Grunde jedoch Verbindungen der drei zugrundeliegenden Miasmen darstellen.

Durch Verstrickung dieser drei Miasmen miteinander und mit weiteren Erbschaften, wie vor allem der Tuberkulose, haben wir es heute mit weiteren Miasmen zu tun. Alle Miasmen werden ohne ihre Auflösung über Generationen weitervererbt und möglicherweise vermischt. Alte Kulturvölker sprechen von einer Vererbung menschlicher *Schuld* über sieben Generationen. Eine Auflösung ist über viele ganzheitliche Methoden und Therapien und die darin integrierte Vergebungsarbeit möglich. Eine Lösung kann auch unbewusst über die Meisterung bestimmter akuter Krankheiten oder Konfliktsituationen erreicht werden.

Durch das Gesetz der Resonanz und den stetigen Wunsch der Entwicklung zu höherer Harmonie und Ganzheit erfahren wir immer wieder akute und Infektionskrankheiten, mit welchen wir diese Heilung unbewusst anstreben. Was in diesem Zusammenhang wichtig zu wissen ist: Ein Mensch, der eine erbliche Belastung besitzt, egal wie zerstörerisch diese auch sein mag, trägt *immer* auch das Potential zur Heilung der aufgenommen Erbschaften in sich! Alle Kinderkrankheiten besitzen ein Heilungspotential zur Lösung bestimmter Miasmen. Dennoch haben wir es nicht in der Hand, wie ein akut aufflammender Prozess des Unbewussten gemeistert wird. Eine bewusste Lösung ererbter Verstrickungen ist immer die bessere Lösung und sollte das Ziel aller Menschen sein.

DAS PSORISCHE MIASMA UND OPFERBEWUSSTSEIN

Die Begriffe *Psora* oder *psorisch* entstammen der *Krätze*erkrankung oder krätzeartigen Hauterscheinungen. Dieses Miasma steht für die ererbte oder erworbene chronische Krankheit an sich, welche immer Ausdruck einer unerlösten Schuld ist. Der Informationsgehalt dieser Erbschaft betrifft im großen und ganzen den *Mangel*. Es ist familiär ein tiefes Mangelbewusstsein verankert, es besteht Mangel an Liebe, an Wärme, an Kraft, an Geld, an Freude, an Kontakt, an Reinheit, an Vollkommenheit, an allem, was ein Mensch glaubt, zum Leben zu brauchen.

Die Psora zeigt sich sichtbar unschön nach außen durch sogenannte Makel auf der Haut. Die Psora entspricht außerdem einem Gefühl, Opfer zu sein: ein Opfer in Beziehungen, ein Opfer der Lebensumstände, ein Opfer des Schicksals.

Das psorische Erbe als Miasma der Urschuld zeigt den Weg der Erlösung chronischer Erkrankungen überhaupt: den Mangel oder die Schuld erkennen, annehmen und loslassen.

Heute haben wir es seltener mit reinen psorischen Erkrankungen zu tun, da diese in den meisten Fällen aufgrund dessen, dass ihre Hauterscheinungen als Makel gelten, einfach mit äußeren Mitteln *hinweggefegt* werden, wobei lediglich die sichtbaren Zeichen der Krankheit verschwinden, nicht die Krankheit selbst, und die Lebenskraft eine Unterdrückung erfährt.

Eine heute erlebbare psorische Information ist jeder einfache Läusebefall. Ein Läusebefall wird leider oft mit Hilfe von Ausgrenzung des betroffenen Menschen und seines Umfeldes sowie mit mehr oder weniger starken Umweltgiften *behandelt*. Läuse erscheinen jedoch nur als Boten für eine Mangelsituation. Läusebefall ist immer verbunden mit unterdrückten Mangel- oder Schuldgefühlen in der Familie: Eifersucht, Angst vor Armut oder benachteiligt zu werden, die Befürchtung, keine Anerkennung zu erhalten. Anstatt die Läuse zu vernichten, indem Umweltgifte auf der offenporigen Kopfhaut eines Kindes einwirken, sollte den betroffenen Kindern sowie der aktuellen Familiensituation mehr Aufmerksamkeit gegeben werden.

Vermehrte Aufmerksamkeit und Anerkennung sind dann besonders wichtig, wenn das Kind sowieso schon viel zu anhänglich und damit vielleicht sogar lästig erscheint. Dies ist immer ein Schrei nach Liebe. Mit natürlichem Lavendelduft kann, wenn es noch nötig ist, nachgeholfen werden, die Läuse einfach gehen zu lassen.

Dieses Schuldmiasma kann in Heilung gelangen, wenn die Ursache von Schuldgefühlen in der Familie losgelassen wird und damit liebevolle Anerkennung zu jedem Familienmitglied bis in die Ahnenreihen fließt. Ein Kind, das von Läusen befallen ist, stellt sich oft als Bote für eine Mangelsituation in der Familie zur Verfügung. Liebevolle Zuwendung und Vergebungsbereitschaft bringen den psorischen Belastungen ihre notwendigen Heilinformationen.

Das sykotische Miasma und Täterbewusstsein

Die Begriffe *Sykose* oder *sykotisch* entstammen dem griechischen Wort für die Frucht der *Feige*. Wie die Feige für Süße und Fülle steht, ist die Sykose ein Ausdruck für übermäßigen Genuss, Exzess oder den Genuss von etwas, was als schuldhaft oder verboten verurteilt ist. Hahnemann sah die Gonorrhoe, eine Geschlechtskrankheit mit dem umgangssprachlichen Namen *Tripper* als Ursprung des sykotischen Miasmas an, welches noch heute seine Spuren hinterlässt.

Sykotisch bedingte Erkrankungen werden von Symptomen begleitet, welche ein *Zuviel* anzeigen. Im akuten Stadium signalisieren dies übermäßige Absonderungen und Ausscheidungen, im chronischen Stadium auch gutartige Wucherungen oder Auswüchse. Ererbte Sykose, einfach oder mit anderen Miasmen vermischt, zeigt sich in den meisten Fällen durch ein übermäßiges Gewebewachstum wie Warzen oder Polypen. Auch chronisch vergrößerte Mandeln, Zysten und gutartige Tumore weisen auf eine sykotische Belastung hin.

Sykose kann erworben werden, indem körperfremde Eiweiße unter Umgehung der natürlichen Eintrittspforten in den Organismus gelangen, etwa über Insektenstiche, Tierbisse oder Spritzen. Eiweiße, welche mit dem Atem oder der Nahrung in den Organismus gelangen, können erkannt und unterschieden, abgewehrt und ausgeschieden oder natürlich zu körpereigenem Eiweiß umgewandelt werden.

Sykose basiert auf dem Schuldgefühl der Übertreibung und Täterschaft und ist heilbar über die Bewusstwerdung der Grenzen und Tabus sowie der darauf folgenden Akzeptanz oder Auflösung von Grenzen, Regeln und Verboten. Kinderkrankheiten, welche ein Heilungspotential über das sykotische Miasma in sich tragen, sind zum Teil Röteln und Mumps sowie ganz klar die Windpocken. Während die Windpocken allgemein die Folgen des Eindringens fremder Stoffe und Eiweiße zu lösen suchen, tragen Röteln und Mumps das Potential, bei einer erblichen Belastung die natürliche Fortpflanzungsfähigkeit zu regenerieren.

Das syphilitische Miasma und die Selbstzerstörung

Die Begriffe *Syphilinie* und *syphilitisch* entstammen der Geschlechtskrankheit *Syphilis*. In der *Syphilinie* stehen sich die Gegensätze, welche in der *Psora* und der *Sykose* einzeln auftreten, in einer Person gegenüber. In der Syphilinie kämpfen Mangel und Exzess sowie Opfergefühl und Tätergefühl in einer Person gegeneinander an. Menschen mit einer syphilitischen Belastung tragen in sich Energien, die sich gegenseitig zu zerstören suchen, wenn es nicht über einen Heilungsprozess gelingt, die Gegensätze zu vereinen. Syphilitisch bedingte Krankheiten wirken stark selbstzerstörend. Die Vererbung dieses Miasmas zeigt sich in tiefen Schmerzen, Eiterungen, Gewebezerstörungen, Autoimmunprozessen bis hin zu Missbildungen und geistigen Behinderungen.

Auf der anderen Seite besitzen Menschen, welche eine syphilitische Belastung tragen, auch eine sehr starke Seelenkraft zur Heilung dieser Erbschaft. Sie tragen das Potential der Liebe in sich, diese Gegensätzlichkeiten in sich zu vereinen. Wenn diese Menschen sich der Heilung hingeben und sich ihrer Liebe bewusstwerden, nicht weiter den Energien von Hass und Zerstörung dienen, welche die Syphilis einst hervorgebracht haben, so kann diese Erbschaft zu einem Ende finden.

Viele der klassischen Kinderkrankheiten dienen der Heilung des syphilitischen Miasmas, so vor allem Scharlach, zum großen Teil auch die Masern. Auch die Diphtherie ist einst aus einer syphilitischen Belastung heraus entstanden. Syphilinie zu erlösen, ist keine leichte Aufgabe. Doch es ist möglich und wichtig. Wir können uns mit der Vereinigung der Gegensätze in uns selbst von vielen schlimmen degenerativen und schmerzhaften chronischen Leiden erlösen.

So wie einst die Syphilis aufblühte, als Europäer begannen, die indigenen Völker Amerikas zu missionieren, auszurauben und auszurotten, bringt die Heilung syphilitischer Erbschaften viel Liebe und Vergebung mit sich. Jede individuelle Heilung setzt immer heilsame Energien für die Umgebung frei; Energien, die wir heute dringend benötigen, um Frieden zu schaffen und auch friedfertig mit Mutter Erde umzugehen.

DAS TUBERKULINISCHE MIASMA UND DIE KOMMUNIKATION

Die Begriffe *Tuberkulinie* und *tuberkulinisch* entstammen der Infektionskrankheit *Tuberkulose*, welche vor allem infolge der beiden großen Weltkriege in großem Ausmaß erschien. Tuberkulose ist Ausdruck eines kollektiven Schocks über Vernichtung, Grausamkeit, Hunger, Krieg und Verfolgung und verbunden mit einem inneren Verlangen, einer Gefahr zu entfliehen. Doch für diese Flucht gibt es kein Ziel und auch nicht genug Luft zum Atmen. Eine tuberkulinische Belastung zeigt sich, wenn Vorfahren an Tuberkulose erkrankt waren, aber auch in der Vermischung der Miasmen *Psora, Sykose* und *Syphilinie.*

Tuberkulinische Belastungen zeigen sich in Asthma und Heuschnupfen, in Allergien sowie diversen eitrigen Absonderungen über die Haut und die Schleimhaut. Akute Anzeichen bei Kindern, dass eine tuberkulinische Erbbelastung geheilt werden möchte, sind wiederkehrende Atemwegsinfekte, Mittelohrentzündungen und Mandelentzündungen sowie Anfälle von Krupp. Zu den chronisch auftretenden Zeichen gehören weiterhin Polypenwachstum und Paukenerguss sowie ab dem Jugendalter auch Akne.

Eine Lösung tuberkulinischer Belastung geschieht über die innere Vereinigung der Gegensätze hinaus in Kommunikation. Die Wahrheit kommt zum Ausdruck, ganz gleich, wie schwer ein Trauma ist. Über

Kommunikation gegensätzlicher Ansichten und Seiten lösen sich die Schocks. Eine Kinderkrankheit, welche zur Ausheilung einer tuberkulinischen Belastung ruft, ist vor allem der Keuchhusten.

Keuchhusten

Schrei nach Liebe

Keuchhusten ist ein Ausläufer der Tuberkuloseerbschaft und stellt einen akuten Heilversuch des tuberkulinischen Miasmas dar. Mit dem Keuchhusten haben wir im Kern eine Erkrankung, welche bei tiefsitzenden kollektiven Schockzuständen Heilung anregen möchte. So wie sich eine Tuberkulose dann ausbreitet, wenn Menschen auf der Flucht vor Grausamkeiten dem Hunger und der Kälte ausgesetzt sind, entwickelt sich der Keuchhusten dann, wenn in der Familie und in der näheren Gemeinschaft ungelöste Traumata liegen, welche zu Stillstand von Lebenskraft und Lebensfreude zu führen drohen.

Keuchhusten erscheint als Heilungsventil für das tuberkulinische Miasma. Dies betrifft Familien mit Fällen von Allergien der Haut und Schleimhäute, akuter Atemnot, Heuschnupfen, Asthma oder Atemstillstand. Hintergrund aller tuberkuloseartigen Erkrankungen ist das Verlangen, den im Schock über erlebte Grausamkeiten erstickten Schrei freizulassen, wenn dieser auch einst den Vorfahren *im Halse stecken-blieb*.

Keuchhusten erscheint in Familien, wo Menschen vor sich selbst auf der Flucht zu sein scheinen. Keuchhusten drückt die Atemlosigkeit aus sowie die Unfähigkeit, darüber zu sprechen, was innerlich bewegt. In Deutschland haben wir es mit einer umfangreichen Tuberkuloseerbschaft zu tun. Wir haben von unserem Boden zwei Weltkriege ausgehen lassen, und wir müssen die Früchte der Zerstörung und auch der Scham für unser Volk und unsere Heimat noch heute erleiden.

Gespeicherte Schockzustände in der Familie ergeben über Generationen hinweg lebensgefährliche Situationen. Aufwallende Heilungsversuche des Organismus zur Lösung eines alles lähmenden traumatischen

Zustandes sind meist hoch akut und reichen von Kruppanfällen über Bronchitiden und Lungenentzündungen bis zu Atemstillstand. Es besteht in der Folge dieser Belastungen auch erhöhte Gefahr eines plötzlichen Kindstodes bei Säuglingen und Kleinkindern.

Keuchhusten stellt eine sehr kraftvolle, jedoch für ein erkranktes Kind hoch anspruchsvolle Infektion dar. Keuchhusten besitzt dagegen auch eine segensreiche Heilungsinformation, wird er gemeistert. Ein von tuberkulinischer Belastung befreiter Mensch kann wieder richtig durchatmen und sich von allen akuten und allergischen Atemwegsblockaden sowie depressiven Zuständen befreien, während eine neu aufkeimende Lebensfreude zu spüren ist.

In Anbetracht der Heftigkeit, welche eine Keuchhustenerfahrung mit sich bringen kann, sowie aufgrund der Tatsache, dass auch Säuglinge erkranken können, ist es gerade bei einer tuberkulinischen Belastung viel erstrebenswerter, ganzheitlich vorbeugende Maßnahmen zur Auflösung der Erbschaft zu nutzen. Es ist durchaus möglich, dem Keuchhusten den Nährboden zu entziehen, ihn vor allem im frühen Kindheits- und Säuglingsalter zu verhindern sowie die Erbschaft zu mildern. Eine natürliche Heilung tuberkulinischer Erbbelastung würde vielen Menschen von Nutzen sein, welche heute unter verschiedenen Allergien und Asthma leiden.

Orientierungsdaten

Natürliches Alter	Kinder ab dem ersten bis zum siebten Lebensjahr
Begleitinformation	Bakterien: Bordetella pertussis
Entwicklungszeit	7 bis 10 Tage
Gesundes Fieber	38 bis 39 Grad Celsius
Dauer	1 bis 6 Wochen
Organbezug	Atmungsorgane, Lunge, Nervensystem, Lymphe, Blut
Hautausschlag	kein
Symptome	krampfartige Hustenanfälle, oft herausgestreckte Zunge

Das Bild einer Keuchhustenerkrankung

Keuchhusten beginnt mit einem Stadium, das wie ein einfacher Atemwegsinfekt erscheint. Das Kind bekommt Fieber, Schnupfen und Husten. Auffällig ist jedoch die Resistenz des Hustens bei Medikamentengaben. In diesem sogenannten *Stadium catarrhale* ist es gut, wenn das Kind gesundes Fieber entwickelt. Je aktiver die Lebenskraft agiert, um so leichter ist der weitere Verlauf. Es ist möglich, dass ein Kind mit aktiver Lebenskraft den Keuchhusten direkt mit dem ersten Stadium innerhalb von ungefähr sieben Tagen meistert.

Bei Nichterreichung der Heilinformation im ersten Stadium geht der Keuchhusten in eine Krampfphase über. Dieses sogenannte *Stadium convulsivum* kann das Kind über mehrere Wochen mit mehr oder weniger starken Hustenanfällen quälen. Charakteristisch für die Keuchhustenanfälle ist ein stickartiger Husten in schnell hintereinander folgenden Stößen, bei dem sich ein Kind aufsetzen muss und meist die Zunge herausstreckt, als würde es sonst keine Luft bekommen. Der Husten kann außergewöhnlich anstrengend sein, da die Anfälle oft sehr lang sind und das Kind kaum zum Atmen kommt, obwohl das Einatmen durch eine krampfhafte Verengung im Hals verlängert ist. Während des Hustens wird die Atemluft wie unter Atemnot hörbar eingesogen und über den Husten ausgestoßen. Durch die Anstrengung und den Energiestau im Kopfbereich kann es über die Hustenanfälle zu tränenden Augen sowie zu Einblutungen in die Augenbindehaut kommen. Manche Kinder müssen sich während des Hustens übergeben. Der Husten kann durch kleinste Reize im Halsbereich, beim Essen, Trinken oder sogar durch das Öffnen des Mundes ausgelöst werden. Die Anfälle treten in der Nacht gehäufter auf als am Tage. Nächtliche Verschlimmerung ist immer ein Zeichen dafür, dass die Ursache des Traumas tief im Unbewussten liegt. Die Hustenanfälle fordern alle Kraft eines erkrankten Kindes. Im Anschluss an eine Hustenattacke ist es meist vollkommen erschöpft. Für Säuglinge kann der Krampfhusten lebensgefährlich sein.

Endet die Krampfphase, so vergeht der Keuchhusten oft über einen sehr langen Zeitraum. Dies geschieht durch das langsame Abklingen

der Hustenanfälle gemessen an Intensität und Häufigkeit. Dieses sogenannte *Stadium decrementi* kann sich je nach Lebenskraft über Wochen
oder Monate hinziehen, bis das Kind endlich vollkommen frei von
Beschwerden ist.

Begleitende Bestimmungen, Zeichen und Keime

Keuchhusten wird von Bakterien der Art Bordetella Pertussis begleitet.
Ein von den Bakterien in großer Menge freigesetztes Toxin reizt die Atemwege und dadurch das Atemzentrum im Gehirn. Aufgrund dessen, dass
dieses Toxin auch als Zerfallsprodukt beim Absterben der Bakterien
entsteht, macht es wenig Sinn, Keuchhusten nach Ausbruch der Hustenanfälle mit Antibiotika zu behandeln. Die Reizung des Atmungssystems
besteht über einen langen Zeitraum, da die Toxine über einen langen
Zeitraum abgebaut und ausgeschieden werden.

Aufgrund der Heftigkeit einer Keuchhusteninfektion ist bei dieser
Erkrankung das Hauptaugenmerk auf eine echte Prophylaxe und Früh-
erkennung zu legen.

Ganzheitlich vorbeugende Massnahmen

Um Keuchhusten vorbeugen zu können, ist es wichtig, alle trauma-
tischen Belastungen in der Familie ans Licht zu bringen und so den
Boden der Ausheilung des tuberkulinischen Miasmas zu bereiten. Die
Prophylaxe beginnt wie bei Röteln und Mumps natürlich am sinnvoll-
sten mit einer bewussten Empfängnis des Wunschkindes und in der
Wahrnehmung der Erbschaften der beiden Familien, die sich in diesem
Kinde vereinen werden.

Für die Vorsorge einer Keuchhusteninfektion ist es darüber hinaus
nie zu spät. Selbst mit den ersten Anzeichen einer Resonanz zu Keuchhusten oder tuberkulinischer Erbbelastung können Maßnahmen ergriffen werden, die Erbschaft zu erlösen. Eine Erbbelastung ist daran zu
erkennen, dass in der Familie chronische Atemwegserkrankungen, Heuschnupfen oder Asthma vorkommen oder das Kind selbst frühzeitig

Probleme der Atemwege aufweist. Diese können sein: Atempausen im Schlaf, Häufung von Infekten mit Husten oder Mittelohrentzündungen, chronisch verstopfte Nase, auch Fälle von Säuglingsschnupfen, Atemwegsverlegungen, später Kruppanfälle und Asthma. Auch alle Formen von Allergien der Haut oder auf Nahrungsmittel können auf eine tuberkulinische Belastung hinweisen. Oft entwickeln Kinder mit solcher Erbschaft Nasen- oder Rachenpolypen sowie Paukenergüsse.

Als vorbeugende Maßnahmen gelten Behandlungen auftretender Infekte über alleinige Aktivierung und Stärkung der Lebenskraft. Je mehr das Kind in der Lage ist, spontan und selbständig Infekte über seine Lebenskraft zu meistern, um so eher wird es von Kruppanfällen, Allergien und Asthma verschont sowie auch von der Notwendigkeit, erbliche Belastungen des Atemsystems mit Hilfe eines Keuchhustens zur Heilung anzuregen.

Neben dem Aufgreifen aller in den Herkunftsfamilien zu lösenden Traumata bekommt ein Kind die beste Prophylaxe, wenn es die richtige Pflege und liebevolle Aufmerksamkeit bekommt, die es braucht, lange gestillt wird und nicht zu früh von der Mutter getrennt wird. Weiterhin ist es förderlich, dass alle Themen in der Familie mit Liebe und Aufmerksamkeit gelöst werden, nichts ausgeschlossen wird, was unangenehm ist. Es sollte über alles möglichst im achtsamen Miteinander offen gesprochen werden können. Auftretenden Schrecksituationen wie auch Fällen von Husten oder Atemnot ist immer mit Ruhe zu begegnen.

Jegliche Zustände der Angst sollten angeschaut und wenn möglich aufgelöst werden. Die Angst ist ein entscheidender Faktor, der dem Keuchhusten beiwohnt. Aber auch die tuberkulinische Erbschaft bringt bereits Ängste mit sich, Ängste bei den Kindern, welche sich die Eltern nicht erklären können. Alle Ängste, welche unterdrückt werden, wirken in irgendeiner Form schädlich. Daher ist es generell gut, sich der bestehenden oder auch ererbten Ängste und Befürchtungen nach und nach bewusstzuwerden und sie im Erleben von Dankbarkeit für das tägliche Geschenk des Lebens mit Licht zu fluten, so dass sie sich nach und nach auflösen können.

Oft herrschen in Familien trotz guten finanziellen Einkommens tiefe existentielle Ängste. Dies ist eine Erbschaft vorangegangener Generationen. Egal, wie viel materielle Fülle ein Mensch auch um sich schart und auf seinem Konto sichert, tiefsitzende ererbte Existenzängste lassen sich darüber nicht lösen, lediglich kompensieren. Die einzige Möglichkeit, eigene und ererbte Ängste zu besiegen, ist, sie anzuerkennen und nach und nach mit Liebe, Mitgefühl und Dankbarkeit in ein handhabbares Gleichgewicht zu bringen.

Keuchhusten ist Ausdruck blanker, ohnmächtiger Angst und als solche auch mit furchtbaren Ängsten vor Ansteckung verbunden. Keine Therapie und keine Prophylaxe, welche mit Angst verbunden ist, kann hier Abhilfe schaffen. Eine Veranlagung zu Keuchhusten lässt sich nur über Lösungen in Liebe, Fürsorge, Mitgefühl und Vertrauen in Heilung bringen. Reicht dies nicht aus, sind höchste Achtsamkeit und eine aufmerksame Begleitung in möglichst ruhiger Umgebung geboten.

Möglichkeiten und Wege für ganzheitliche Lösungen bei Familienerbschaften und Krankheitsursachen in der Familie sowie Hinweise zu natürlicher Prophylaxe finden Sie im Kapitel *Von Natur aus immun.*

Ganzheitliche Hilfen bei Erkrankung

Jedes Kind sollte im Fall eines katarrhalischen Infektes so beruhigend und fürsorglich behandelt werden, als müsste ein Keuchhusten in Heilung kommen. Da im ersten Stadium des Keuchhustens die Diagnose meist noch nicht gestellt wird, ist das Kind aufmerksam zu beobachten. Das Wichtigste ist, die Lebenskraft zu stärken. Entwickelt das Kind Fieber, so ist dies das beste Zeichen für eine Meisterung des inneren Konfliktes. Notwendige Arztbesuche sollten vorzugsweise als Hausbesuche stattfinden.

Es ist gut für alle Erkrankungen des tuberkulinischen Terrains, dass das Kind viel frische Luft erhält. Bei fieberhaften Infekten gehört das Kind allerdings ins Bett. Dann ist es wichtig, das Schlafzimmer gut zu lüften. Das Kind sollte am besten bei angekipptem Fenster schlafen können. Dies ist generell wichtig, wenn es der Wohnort und die Qualität der Luft zulassen. Allerdings ist der ständige Aufenthalt in verunreinigter Luft generell krankheitserregend.

Viele Anfälle von Atemwegsverengungen, Krupp oder Asthma lassen sich schnell dadurch besänftigen, dass das Kind frische, oft kalte oder auch feuchte Luft einatmen kann. Frische Luft mit einer gesunden Luftfeuchtigkeit zum Atmen ist auch im Fall eines Keuchhustens von Vorteil.

Je nach Alter des Kindes und der Intensität einer Keuchhustenerkrankung kann es sein, dass der Kinderarzt das Kind in ein Krankenhaus einweist. Bei einem notwendigen Klinikaufenthalt ist es von enormem Vorteil, wenn ein Elternteil die ganze Zeit über mit im Krankenhaus bleiben kann. Angst, Einsamkeit und fremde Umgebung wirken generell kontraproduktiv bei der Ausheilung von Keuchhusten.

REIFE- UND LERNERFAHRUNG BEI KEUCHHUSTEN

Die Ausheilung von Keuchhusten bewirkt eine Auflösung ererbter Krankheiten wie Tuberkulose, Asthma, Heuschnupfen sowie chronische Atemwegsinfekte des Halses und Kehlkopfes, der Mandeln und der Bronchien. Auch bei autoimmun wirkenden, degenerativen und krebsartigen, tief chronischen Krankheiten wirkt Keuchhusten teilweise auflösend, stellt ein erstes Ventil zur Heilung dar.

Mit einer Meisterung der Keuchhusteninformation bringt sich ein Kind in eine Lebenskraft, welche ihm hilft, gewaltbelastete zwischenmenschliche Situationen in sich selbst und seinem Umfeld aufzulösen, ohne in Angst zu verharren. Eine Heilung von Keuchhusten trägt allgemein zu einer Kommunikation bei, in welcher nichts aus Angst verschwiegen werden muss. Depressionen und Existenzängsten wird der Nährboden entzogen, während sich die Fähigkeit zur Entwicklung von Hoffnung in jeder Lebenslage entfalten kann.

Heilsame Übung: Befreite Kommunikation

Am besten wird diese Übung jeweils von beiden Elternteilen durchgeführt, damit sie ihre volle Kraft entfalten kann.

Nehmen Sie Ihr Kind als Baby auf den Arm oder stellen Sie sich vor, dass Sie es im Arm halten und sagen Sie ihm:

Du bist in Sicherheit!

Ziehen Sie Ihr Kind dann für eine Reise warm an und binden es sich in einem Tragetuch vor die Brust. Schauen Sie, wie Ihr Kind ganz entspannt einschläft. Während Sie den von Ihrem Kind ausgehenden tiefen Frieden wahrnehmen und sich ganz in den Anblick Ihres Kindes versenken, verändert sich Ihre Umgebung. Direkt vor Ihnen erscheint ein mit goldenem Licht ausgeleuchteter Pfad, während rechts und links des goldenen Pfades Menschen ängstlich umherirren, auf der Flucht sind, hungern, frieren, Kriege erleben, ihre Häuser verlassen müssen, vor Kummer oder Krankheit zusammenbrechen...

Sie sind auf dem goldenen Pfad des Friedens und gehen mit Ihrem schlafenden Kind in der Sicherheit des Lichtes in die Vergangenheit, während rechts und links von Ihnen nicht nur Frieden, sondern auch erschütternde Schicksale zu sehen sind. Sie und Ihr Kind sind vollkommen beschützt auf dem Pfad und gehen immer weiter in die Vergangenheit. Es kann Ihnen nichts geschehen. Sie sehen alles, was geschieht, ohne sich mitreißen zu lassen, und lernen dabei zu akzeptieren, was Ihren Vorfahren alles geschehen ist.

Sie gehen so weit, bis Sie spüren, dass der innere Frieden unerschütterlich ist und Ihr Gefühl für Sicherheit auf dem Weg des Lebens unantastbar. Sagen Sie sich nun:

Ich sehe das alles, was Menschen einander angetan haben, und ich lasse es jetzt vollständig los. Ich bin frei davon, meine Kinder sind frei von allem, was ich an Leid mitgetragen hatte.

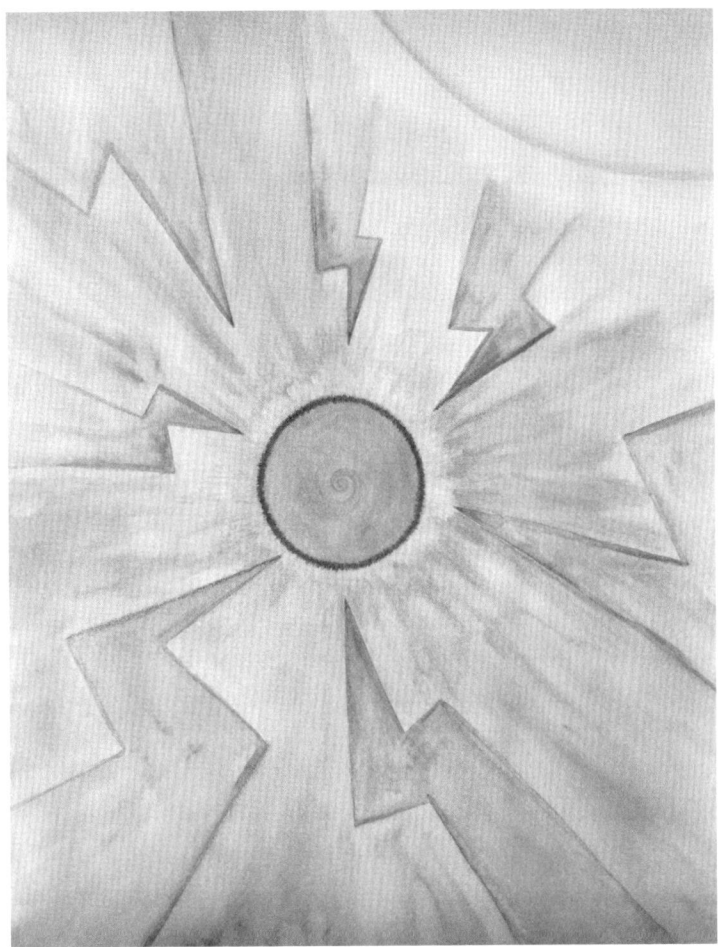

Das farbige Bild zu dieser Heilsamen Ubung finden Sie als PDF-Vorlage zum
Ausdrucken im Internet unter http://lichtchristall.de/kinder-heilung-bilder.

Kehren Sie nun wieder um und gehen Sie den goldleuchtenden
Pfad in Richtung Ihrer Zukunft voran. Schauen Sie, während Ihr
Kind noch immer schläft, was sich rechts und links verändert,
nachdem Sie alles losgelassen haben. Je weiter Sie gehen und je
mehr sich die Umwelt verändert, um so durchlässiger werden die
Begrenzungen Ihres Pfades, um so mehr kommen Sie in Kontakt
mit Ihrer Umwelt, welche sich mehr und mehr selbst in Frieden

begibt. Sie kommen nun wieder in Ihrer Zeit an, und das goldene Licht des Pfades erleuchtet nun Ihre ganze Welt und die Ihres Kindes. Sie sind beschützt im Licht.

Ihr Kind erwacht nun friedlich und ausgeruht. Es hat von Ihrer Reise gar nichts mitbekommen. Es lächelt Sie an, und sie sagen ihm:

Wir sind in Sicherheit! Danke!

Dann kommen Sie wieder ganz im Hier und Jetzt an.

Kinderkrankheiten in genetischer Veränderung

Die Art und Weise, wie Menschen mit Krankheiten umgehen, was an Maßnahmen zur Heilung oder Unterdrückung getan wird, hat einen Einfluss darauf, ob sich Krankheiten tatsächlich lösen. Die Anerkennung der einem jeden Menschen eigenen Lebenskraft als alleinige Kraft zur Heilung sowie die Immunität als höchstes Ziel sind die alles entscheidenden Ziele bei einer jeglichen Therapie und Ausheilung.

Alle mit einer Unterdrückung der Lebenskraft sowie einer Umgehung des Immunsystems behandelten Infektionskrankheiten haben früher wie heute das Potential, sich als ungelöste chronische Belastung zu manifestieren. Diese werden weitervererbt und sind möglicherweise wieder Wurzeln für neue Miasmen.

Gerade virusbegleitete Infektionskrankheiten tragen ein großes Potential zu degenerativen Veränderungen in sich. Aber auch viele Infektionskrankheiten, bei denen keine Virusinformationen nachgewiesen werden können, treten in chronischen oder veränderten Formen in Erscheinung, wenn sie nicht im akuten Stadium zur Heilung angeregt werden. So haben wir es heute mit einer wachsenden Anzahl von unspezifischen Krankheitszeichen zu tun, welche bestimmte Merkmale einer oder mehrerer Kinderkrankheiten gleichzeitig aufweisen, jedoch keine Reaktion der Lebenskraft, keine Begleitkeime und keine Virusinformationen.

Mischformen und chronische Verläufe

In ihrem Ausbruch oder ihrer Heilung unterdrückte Kinderkrankheiten treten bei Nachfahren mit schwacher Lebenskraft in veränderter Form und meist ohne Fieber auf. Es zeigen sich oft Hauterscheinungen, welche auf eine oder gar mehrere Kinderkrankheiten hindeuten. Sehr häufig sogar ist der Hautausschlag nicht eindeutig, sondern erscheint wie eine Kombination von zwei oder drei Kinderkrankheiten.

Auffällig ist immer, wenn das Kind nicht akut reagiert, während es unter Symptomen leidet. Manchmal treten unauffällige Anzeichen von Halsweh, Husten oder Schleimhautreizungen auf. Jedoch nichts reizt das Immunsystem genug, um die Lebenskraft zu mobilisieren.

Das Auftreten solcher Zeichen sollte Anlass zu einer miasmatisch wirksamen ganzheitlichen Behandlung sein. Allein die Lebenskraft zu einem akuten Ausheilversuch zu stimulieren, kann eine solche Vererbung lösen.

Kinderkrankheiten im Erwachsenenalter

Es ist zunehmend zu beobachten, dass Kinderkrankheiten auch im Erwachsenenalter auftreten. Dies weist immer darauf hin, dass die Immunität sehr gestört ist. Auf der anderen Seite findet in solchen Episoden oftmals die Lebenskraft ein Ventil, sich nach langer Unterdrückung doch noch zu mobilisieren. Hohes Fieber im Erwachsenenalter kann sehr anstrengend sein, vor allem, wenn das Immunsystem solche Prozesse kaum mehr kennt. Kinderkrankheiten im Erwachsenenalter sind oft kritisch aber gleichzeitig ein Hoffnungsschimmer zur möglichen Überwindung schwerwiegender ererbter oder im Laufe des Lebens zusätzlich erworbener chronischer Belastungen. Fieber ist ein ausgezeichneter Helfer bei der Auflösung von Tumorwachstum.

Gänzlich fehlende Kinderkrankheiten

Immer mehr Kinder zeigen überhaupt keine Anzeichen mehr, sich über eine Kinderkrankheit zu entwickeln. Natürlich gibt es heute sehr viele

Kinder, welche zahlreiche künstliche Immunisierungsversuche erfahren. Erkranken diese Kinder dennoch an einer Kinderkrankheit, ist der Verlauf oft nicht besonders gut von der Lebenskraft begleitet und es besteht eine erhöhte Gefahr für Komplikationen. Eine Erkrankung trotz künstlicher Immunisierung ist ein sicheres Anzeichen, dass das Immunsystem diese Erfahrung dringend zur Ausheilung einer Erbschaft benötigt.

Gänzlich fehlende Kinderkrankheiten sind allerdings nicht immer ein Zeichen schwacher Lebenskraft und Anpassung. Es gibt Kinder mit einer von Natur aus starken Immunität, welche in natürlichen Lebensbedingungen gewaltfrei aufwachsen dürfen. Je mehr ein Kind sein Licht strahlen lassen kann, um so eher kann es seine Reifeschritte auf andere Weise meistern als über Krankheiten.

Ist die Lebenskraft jedoch schwach, so sind fehlende Kinderkrankheiten ein Warnhinweis auf eine Belastung, die weitaus tiefer sitzt, als die meisten Kinderkrankheiten auf Anhieb in Lösung bringen können.

DAS KREBSMIASMA UND DIE HARMONIE

Das *Krebsmiasma* wird auch als *Kanzerinie* bezeichnet. Eine Belastung mit Kanzerinie erfahren wir auch über die Vermischung aller drei Grundmiasmen, also von *Psora, Sykose* und *Syphilinie*. Das Krebsmiasma bildet das Feld, auf dem, wenn keine Erlösung der Erbschaft geschieht, Zellen entarten und Tumore wachsen können. Gibt es in der Familie ungeheilte Krebserkrankungen, so wird eine Veranlagung zu Krebs vererbt. Es ist leider so, dass heute die meisten Familien mit einem Krebsfeld belastet sind, da der Großteil aller Behandlungen von Krebs nicht auf Heilung, sondern Unterdrückung von Symptomen und Lebenskraft zielt.

Mit dem Krebsmiasma belastet zu sein, bedeutet nicht automatisch ein zu erwartendes Tumorwachstum. Niemand trägt zudem Erbbelastungen, zu welchen er nicht auch das Potential der Heilung in sich trägt. Es spielt allerdings eine Rolle, ob dieses Heilungspotential genutzt wird oder ob die Hinweise des Körpers *unter den Teppich gekehrt* werden.

Krebsartige Leiden entstehen u. a., wenn die Lebenskraft vollkommen unterdrückt und die Immunität hochgradig gestört ist. Wenn es überhaupt zu einem Tumorwachstum kommt, bringt der Körper meist eine Reihe von Warnhinweisen hervor, *bevor* es zu einer Entartung der eigenen Zellen kommt. Solche Hinweise erscheinen in der Regel über längere Zeit. Werden diese ernstzunehmenden Zeichen nicht unterdrückt oder operativ entfernt (wie man ja auch nicht unangenehm blinkende Warnleuchten an einem Fahrzeug entfernt), so können die Symptome *rechtzeitig* zur Grundlage ganzheitlicher Heilung werden, um das Krebsfeld in sich selbst sowie für die Nachfahren zu erlösen.

Ein auffälliger Begleiter der Krebsfeldbelastung auf der Gemütsebene ist die Scheinharmonie. Aufgrund der Unmöglichkeit, einströmende Energien wahrzunehmen, zu unterscheiden und sich abzugrenzen, verbunden mit dem Wunsch nach Harmonie, streben viele Menschen nach einer scheinbaren Harmonie. Die Folge des Aufrechterhaltens solchen Selbstbetruges ist oft ein schmerzhaftes Ausharren in unguten bis hin zu lebensbedrohlichen Situationen. Eine typische chronische Krankheit dieses Miasmas ist Migräne, welche immer dann auftritt, wenn das Aufrechterhalten der Scheinharmonie seelisch nicht mehr zu ertragen ist und sich in Schmerz entlädt.

Das Problem des Krebsfeldes ist das Unwissen über die Ursachen der Probleme sowie der Drang, Probleme zu verbergen. Krebsfelderbschaften wirken so, als würden Menschen lieber sterben, als ihr inneres Geheimnis zu offenbaren. Aus Angst vor allem, was sich aus dem Innern her offenbaren könnte, wird alles unter Verschluss gehalten bis es sich schmerzhaft an die Oberfläche frisst. Doch das tut es irgendwann bei wenigstens einem Mitglied der Familie.

Auch wenn es schmerzhaft ist, sich einer vielleicht unangenehmen Wahrheit zu stellen, es ist die einzige Möglichkeit sich aller Energien bewusstzuwerden, die das Leben bereithält, und echte Harmonie anzustreben.

Die Fähigkeit, Fieber zu entwickeln, ist die beste Krebsvorsorge und Zeichen für ein funktionierendes Immunsystem. Die Fähigkeit, Fieber zu entwickeln, ist oft auch ein Heilungszeichen bei der Überwindung von Krebs oder deren erblicher Belastung. Eine erste wichtige Kinderkrankheit, welche in der Lage ist, Heilimpulse zur Auflösung von Krebsfeldern zu geben, ist das Drei-Tage-Fieber. In ihrem natürlichen Lauf schaffen jedoch *alle* Kinderkrankheiten ein Ventil, dem Krebsfeld zu entkommen, besonders auch die Masern. Kinder, welche eine Krebsfeldbelastung geerbt haben, stecken sich bei schwacher Lebenskraft oft an gar keiner, bei stärkerer Lebenskraft an beinahe allen Kinderkrankheiten an. Die zweite Möglichkeit mag anstrengend und höchst gefährlich erscheinen, ist aber diejenige von beiden, welche auf ein gesundes Leben ausgerichtet ist.

Ein Mensch, der ein Krebsfeld in sich heilt, lernt wieder in seiner Immunität und Integrität zu stehen wie diese auch jedem anderen zuzugestehen. Die Lebenskraft erstarkt daran und kommt wieder in Fluss. Nichts wird mehr ausgeschlossen. Mit der Überwindung krankhafter Scheinharmonie können ehrlicher Kontakt und endlich echte Harmonie erwachsen.

Klassische Homöopathie

Die Homöopathie heilt mehr Kranke als jede andere Behandlungsmethode, und sie ist jenseits allen Zweifels sicherer und ökonomischer…
Aber die Anhänger der Homöopathie könnten infolge falscher Anwendung der homöopathischen Prinzipien versagen.

Dr. Hahnemann besaß einen genialen Geist und entwickelte eine Methode, in der es keine Begrenzung gibt, um das menschliche Leben zu retten.

Ich verneige mich in Ehrfurcht vor seinem Können und vor dem großartigen humanitären Werk, welches er schuf.

MAHATMA GANDHI

In der Klassischen Homöopathie werden Heilmittel auch anhand ihrer miasmatischen Wirkkraft verordnet, welche, um das Beispiel der Lebenskraft als Fluss des Lebens aufzugreifen, in der Lage sind, die einen oder anderen Felsen und Baumstämme aus dem Flussbett zu heben. Eine Tiefenwirkung homöopathischer Mittel wird unter anderem auch als sogenannter *Haltepunkt der Arznei* bezeichnet.

Es gibt viele homöopathische Mittel, welche einfach nicht die Macht haben, die Lebenskraft in ihrer Wirkung bis tief in ererbte Strukturen der verschiedenen Miasmen zu mobilisieren. Und ebenso gibt es Mittel, welche diese Macht zu spezifischer Tiefenwirkung besitzen. Daher ist es wichtig, immer einen in dieser Tiefe erfahrenen Homöopathen für eine klassisch homöopathische Behandlung zu wählen.

Ein Mittel wirkt nicht automatisch dadurch, dass es sich *homöopathisch* nennt. Es kommt auf die richtige Anwendung an. Diese Anwendung hängt sehr davon ab, wie ererbt, geschichtet und kompliziert eine Erkrankung ist und welch tiefes und durch Erfahrung fundiertes Wissen ein Homöopath besitzt. In richtiger Anwendung ist die Klassische Homöopathie in der Lage, schwerste Krankheiten bis hin zu Krebs zur Heilung anzuregen.

Es liegt zuweilen auch an all den falschen, vor allem den nicht ganzheitlich ausgerichteten Anwendungen homöopathischer Mittel aufgrund fehlenden Wissens, dass deren Wirkung unzureichend ausfällt, die Homöopathie nicht anerkannt und zuweilen sogar verspottet wird.

Mit Hilfe einer guten miasmatisch orientierten klassisch homöopathischen Behandlung ist es möglich, tiefsitzende Erbschaften zur Heilung anzuregen, indem die Lebenskraft optimal aktiviert wird. So können in der Folge der Impulse für die Lebenskraft auch wieder gesundes Fieber und akute Krankheiten auftreten, welche eine Heilung miasmatischen Erbes vervollkommnen.

An dieser Stelle möchte ich auf die sogenannten *homöopathischen Impfungen* eingehen. Als *homöopathische Impfung* werden verabreichte Gaben sogenannter *Nosoden* bezeichnet, welche dem Ziel der Prophylaxe einer Infektionskrankheit dienen sollen. Als *Nosoden* werden homöopathische Mittel bezeichnet, welche aus bei Erkrankung verändertem Gewebe oder Absonderungen hergestellt werden. Wenn wir uns des genialen Prinzips der Klassischen Homöopathie bewusst werden, so wird klar, dass diese *Erfahrungswissenschaft* der Behandlung von Krankheiten nach dem Ähnlichkeitsgesetz *similia similibus curentur* dient: *Ähnliches werde durch Ähnliches geheilt.*

In der Klassischen Homöopathie werden niemals Heilimpulse gesetzt, wenn sich gar kein kranker oder geschwächter Zustand über Symptome zeigt. Andererseits zeigt sich die Veranlagung zu Krankheit bei chronisch kranken Zuständen ebenfalls über bestimmte Symptome, sogenannte Stigmata oder miasmatische Zeichen. Das bedeutet, dass jedes Kind, wenn es unter einem chronischen Zustand leidet, dies in einer Form sichtbar zeigt, in welcher der erfahrene Homöopath Symptome zu einer klassisch homöopathischen Behandlung erkennt. Die Stimulierung der Lebenskraft über solche konstitutionelle Behandlung stellt immer die beste Methode zur Prophylaxe von Krankheiten und auch von Kinderkrankheiten dar oder bietet dem Immunsystem wenigstens den Impuls zu einer Reife, mit welcher notwendige Kinderkrankheiten leicht und komplikationsfrei gemeistert werden können. Auch die Verabreichung von Nosoden sollte daher rein konstitutionell und in Anbetracht der zugrundeliegenden Miasmatik erfolgen. So habe ich die Erfahrung gemacht, dass manche Kinder Symptome aufweisen, welche auf die Scharlach-Nosode *Scarlatinum* hinweisen, wenn zuvor die Reaktionen des Immunsystems bei Scharlachinfektionen zum Teil mehrfach durch Antibiotikagaben unterdrückt wurden.

Die Gabe von Nosoden als sogenannte *homöopathische Impfung* rein aus Angst vor einer bestimmten Krankheit hat mit Klassischer Homöopathie wenig zu tun.

Nicht nur als umfangreiche Entgiftungsaktion, sondern auch als Zeichen einer erfolgreichen miasmatischen Behandlung zur Überwindung einer sykotischen Belastung können Kinder die Windpocken erfahren.

Windpocken

DIE NATUR HEILT

Windpocken erscheinen wie das Drei-Tage-Fieber als eine leicht zu meisternde natürliche Reifeerfahrung mit hoher Heilkraft. Windpocken besitzen die Macht, Erbbelastungen des sykotischen Miasmas zu lösen und in bestehenden Krebsfeldern ein notwendiges Heilungsventil zu setzen. Windpocken bringen ebenfalls die Macht mit sich, viele durch Unterdrückung der Lebenskraft bestehende Krankheiten wieder zur Heilung anzuregen und bilden damit auch ein Heilungsventil bei Schäden nach künstlichen Immunisierungsversuchen. Windpocken erscheinen normalerweise im Kleinkindalter und verbreiten sich schnell und – wie der Name vermuten lässt – großflächig wie der Wind.

Bei starker Lebenskraft heilen die normalerweise zahlreich am ganzen Körper erscheinenden Pusteln beschwerdefrei ab, ohne allzu sehr zu jucken oder Narben zu hinterlassen.

Orientierungsdaten

Natürliches Alter	Kleinkinder
Begleitinformation	Varizella-Zoster-Virus (ein Herpesvirus)
Entwicklungszeit	2 bis 3 Wochen
Gesundes Fieber	39 bis 40 Grad Celsius
Dauer	7 Tage
Organbezug	Lymphe, Blut, Haut und Schleimhaut
Hautausschlag	Exanthem am ganzen Körper, der Kopfhaut sowie der Schleimhaut des Mundes und der Genitalien
Erscheinung	linsengroße Bläschen verbreitet wie Sternenhimmel
Begleiterscheinung	eventuell Juckreiz der Bläschen

DAS BILD EINER WINDPOCKENERKRANKUNG

Das Kind bekommt zuerst Fieber bei relativ gutem Allgemeinbefinden. Die Lymphknoten im Hals- und Nackenbereich sind meist geschwollen, es können sich aber auch am ganzen Körper Lymphdrüsenschwellungen zeigen. Je stärker die Lebenskraft ist, um so wirksamer ist das Fieber, welches nach ein bis zwei Tagen wieder abklingt. Noch während des Fiebers erscheint der Hautausschlag. Je nach Erfolg der Fieberepisode tritt das Windpockenexanthem so gut wie beschwerdefrei auf. Je schwerer es die Lebenskraft hat, den Prozess zu meistern, um so mehr ist mit Juckreiz oder Beschwerden durch die nun erscheinenden Bläschen auf der Haut zu rechnen.

Die stecknadelkopf- bis linsengroßen Bläschen erscheinen am ganzen Körper verteilt, auch auf der Kopfhaut und an Übergängen zur Schleimhaut im Mund und den Genitalien. Der ganze Körper erscheint übersät mit Bläschen wie der Nachthimmel mit Sternen gesegnet ist. Während die Bläschen aufblühen und vergehen, kommen immer wieder neue dazu, solange bis der Organismus seine Entgiftung abgeschlossen hat. Nach drei bis fünf Tagen klingen die letzten Bläschen ab. Die Haut zeigt eine neue strahlende Frische.

BEGLEITENDE BESTIMMUNGEN, ZEICHEN UND KEIME

Während einer Infektion mit Windpocken erscheinen in den Zellen des menschlichen Organismus Veränderungen, welche als Varizella-Zoster-Virus identifiziert werden. Diese Virusinformation wird ebenso wie die des Drei-Tage-Fiebers der Herpesgruppe zugeordnet.

GANZHEITLICH VORBEUGENDE MASSNAHMEN

Bei Windpocken handelt es sich um eine großangelegte Entgiftungsaktion zur Entlastung des Organismus bei sykotischer Erbschaft sowie Schäden durch die Unverträglichkeit von körperfremden Eiweißen. Liegt eine solche Belastung vor, ist es wünschenswert, dass ein Kind die Windpocken als Reinigung erfährt und so gut wie möglich ausprägt. Diesem sollte nicht vorgebeugt werden. Ebenso ist es wichtig, dass Windpocken im Kindesalter erfahren werden, da eine Ansteckung im ersten Drittel einer Schwangerschaft Komplikationen für das ungeborene Kind bringen kann. Eine natürliche Ansteckung im Kindesalter bringt eine lebenslange Immunität, so dass erwachsene Frauen automatisch vor Windpocken im Erwachsenenalter geschützt sind, wenn alle Kinder die Möglichkeit erhalten, die Windpocken auf natürliche Weise und zu einer natürlichen Zeit zu erfahren. Wer keine Affinität zu den Windpocken besitzt, steckt sich auch nicht an, weder als Kind noch als Erwachsener.

Möglichkeiten und Wege für ganzheitliche Lösungen bei Familienerbschaften und Krankheitsursachen in der Familie sowie Hinweise zu natürlicher Prophylaxe finden Sie im Kapitel *Von Natur aus immun.*

Ganzheitliche Hilfen bei Erkrankung

Infiziert sich ein Kind mit Windpocken, so ist es gut, wenn das Kind gesundes Fieber entwickeln kann. Arztbesuche sollten vorzugsweise als Hausbesuche stattfinden. Es ist für hinreichend Ruhe und Schlaf zu sorgen sowie ausreichend reines, klares Wasser zum Trinken. Erscheint der Hautausschlag, so kann die Haut mit klarem Wasser gereinigt werden, gegebenenfalls unter Zusatz einer milden Seife aus natürlichen Zutaten. Duschen und Baden sollte solange vermieden werden, bis das Kind sich gesund fühlt. Das Exanthem der Windpocken besitzt eine wesentlich geringere Empfindlichkeit als die meisten Hautausschläge der klassischen Kinderkrankheiten, wie vor allem bei Masern oder Scharlach.

Bei Auftreten von Juckreiz oder Entzündung der Bläschen empfehlen sich Mittel zur Regulierung der Lebenskraft. Bei allgemeiner Bläschenbildung mit Juckreiz wird in der Praxis oft erfolgreich das homöopathische Mittel Rhus toxicodendron verordnet. Juckreizstillende Extrakte pflanzlichen Ursprungs wie abgekühlter Kamillen- oder Himbeerblättertee sowie Calendula-Urtinktur in Verdünnung können ebenfalls Linderung verschaffen. Besteht generell eine Veranlagung zu Narbenbildung, sollten nach der Infektion ganzheitlich wirkende Mittel in Anwendung gebracht werden, um eine Heilung bis hinein in tiefere Schichten anzuregen.

Reife- und Lernerfahrung bei Windpocken

Windpocken dienen auf einfache Weise der Ausheilung ererbter Krankheiten des sykotischen Miasmas. Hierzu gehören viele chronisch entzündliche und eitrige Prozesse wie auch Warzen-, Polypen- und Tumorwachstum. Windpocken sind zudem in der Lage, dem Organismus ein Entlastungsventil zu schenken, wenn Störungen durch körperfremde Eiweiße entstanden sind, welche unter Umgehung der natürlichen Eintrittspforten in den Körper oder sogar in das Gehirn gedrungen sind. Solche Fremdeiweißbelastungen können durch Insektenstiche und Tierbisse wie auch künstliche Immunisierungsversuche entstehen.

Eine Gefahr für das Gehirn besteht immer dann, wenn fremde, vor allem giftige und auch metallische Stoffe in das Blut gelangen, während die Blut-Gehirn-Schranke nicht ausgereift ist. So, wie in der Zeit einer Schwangerschaft eine sogenannte Plazenta-Schranke existiert, durch welche viele für das Ungeborene schädliche Stoffe gefiltert werden, um nicht in dessen Organismus zu gelangen, besitzen alle Menschen eine sogenannte Blut-Gehirn-Schranke, welche nicht mit der Geburt vorhanden ist, sondern in den ersten Lebensjahren und in Zusammenhang mit der Entwicklung des Immunsystems ausreift.

Die Reife einer natürlichen Windpockenimmunität besteht in der Erkenntnis, alles Körperfremde identifizieren und entweder integrieren oder aussortieren zu können. Wie eine Sonne aus ihrem Zentrum heraus all ihre Strahlen sendet, geschieht die Reinigung immer aus einer starken Mitte heraus von innen nach außen.

Heilsame Übung: Strahlendes Sein

Stellen Sie sich vor, Ihr Kind ist von einem Kegel aus kaum wahrnehmbarem Licht eingehüllt und liegt oder steht in dem durch den Lichtkegel auf den Boden projizierten Lichtkreis. Sie und der andere Elternteil Ihres Kindes schauen von außen auf diesen Lichtkreis und auf Ihr Kind. Sie spüren, Sie können nicht über die Grenzen des Kreises zu Ihrem Kind gelangen. Der zarte Lichtkreis ist eine unüberwindbare Barriere. Nun schauen Sie, wie das Kind durch alles, was Sie bewegt, ärgert und in Unfrieden sein lässt, dunkle Flecken auf der Haut bekommt, als würde jeder Ihrer Gedanken, welche nicht aus reiner Liebe sind, das Kind beschmutzen. Auch die Gedanken des anderen Elternteils haben dieselbe Wirkung auf Ihr gemeinsames Kind. Nach einer Weile sieht es allerdings immer mehr danach aus, als würden die Flecken von allein wieder verschwinden. Doch Sie spüren ganz genau, dass diese sich nicht auflösen, sondern Ihrem Kind mehr und mehr unter die Haut gehen. Dann spüren Sie, wie die Großeltern Ihres Kindes hinter Ihnen und dem anderen Elternteil erscheinen und wie auch deren Gedanken dieselbe Wirkung auf das Kind haben. Es wirkt befleckt und beschmutzt, und die Verunreinigungen dringen unter die Haut und tiefer in das Innere

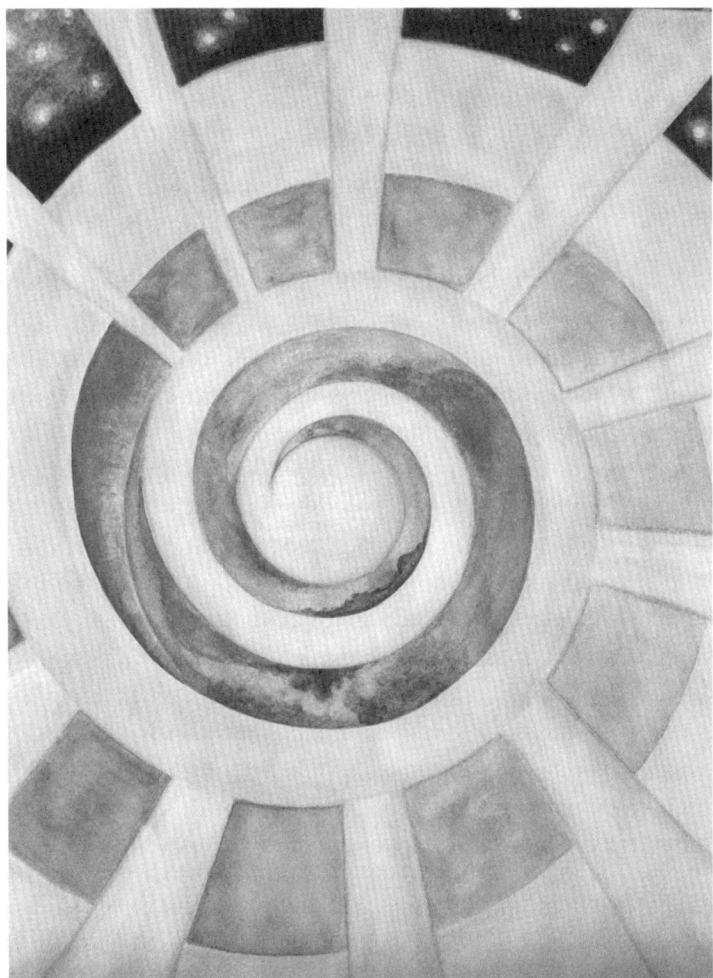

Das farbige Bild zu dieser Heilsamen Übung finden Sie als PDF-Vorlage zum Ausdrucken im Internet unter http://lichtchristall.de/kinder-heilung-bilder.

des Kindes ein, während der Lichtkreis, der das Kind gegen Sie abschirmt immer stärker zu leuchten beginnt und Sie noch weiter von Ihrem Kind zu trennen scheint. Fühlen Sie in sich hinein, wie es Ihnen damit geht, was sich Ihnen hier zeigt…

Dann spüren Sie tief in Ihr Herz und nehmen Ihre eigene Liebe wahr. Fassen Sie allen Mut und sprechen Sie zu Ihrem Kind:

Ich vergebe mir alles, was ich jemals aus Unwissenheit oder Unachtsamkeit gedacht, gesagt und getan habe. Ich vergebe meinen Ahnen alles, was diese jemals aus Unwissenheit oder Unachtsamkeit gedacht, gesagt und getan haben. Ich bin frei und öffne mich der Wahrheit hinter allen Dingen, um ganz neu zu hören, zu fühlen und zu sehen.

Schauen Sie nun auf Ihr Kind, was mit ihm geschieht, und lassen Sie Ihren Gefühlen freien Lauf. Sehen Sie wie sich der Lichtkegel Ihres Kindes nun verstärkt und bündelt und wie sich gleichsam im Kind das innere Licht verstärkt. Ihr Kind beginnt zu strahlen, wie es einst erschaffen wurde, und bringt damit alle geschehenen Verunreinigungen an die Oberfläche, wo sie vergehen, als würde sie der Wind einfach fortwehen. Alles kommt ans Licht und alles löst sich darin auf. Ihr Kind erstrahlt in seiner ganzen Kraft und Liebe, während der Lichtkreis immer mehr verschwindet und die Grenze zwischen Ihnen und Ihrem Kind sich löst. Schauen Sie dieser Reinigung zu, bis der Lichtkreis vollständig aufgelöst ist, und dann gehen Sie achtsam und aufrichtig zu Ihrem Kind. Wenn Sie es beide wünschen, nehmen Sie Ihr Kind in Ihre Arme und bedanken Sie sich für diese Erinnerung. Schließen Sie dann die Augen und spüren in sich nach, wie Ihr eigenes Licht sich wieder zeigt, um zu erstrahlen, und lassen Sie alle Reinigung zu, welche Ihnen möglich ist…
Kommen Sie dann wieder ganz im Hier und Jetzt an.

Auflösung von Krebsfeldern

Wie das Drei-Tage-Fieber bilden auch die Windpocken eine gute Basis, ein Krebsfeld in der Familie zur Lösung anzuregen. Beide Kinderkrankheiten weisen eine Virusinformation der Herpesgruppe auf.

Herpeserkrankungen jeglicher Art werden oft als Ursache für Krebserkrankungen missverstanden. Das Gegenteil ist der Fall. Frühe Zeichen, dass ein Organismus auf die notwendige Heilung eines ererbten oder erworbenen Krebsfeldes hinweisen möchte, sind tatsächlich Herpesausbrüche jeglicher Art. Herpes bildet allerdings niemals die Ursache, welche zu Krebs führt, sondern ist sowohl Hinweis als auch Ventil zur Heilung.

Wird Herpes durch immununterdrückende Maßnahmen zum Verschwinden gebracht, wird leider oft das einzig mögliche Heilungsventil verschlossen. Das Verschwinden dieser und anderer Heilungsventile wie langjährig bestehende chronische Belastungen in Form von Rheuma, Asthma, Heuschnupfen oder Migräne, ohne dass zuvor Heilung geschah, ist immer ein absoluter Warnhinweis.

Nach den Kinderkrankheiten gibt es sehr oft vor dem Eintritt ins Erwachsenenalter noch einmal einen natürlichen Impuls, ein bestehendes Krebsfeld zu lösen. Die zumeist im Jugendalter erscheinende *Infektiöse Mononukleose*, auch *Pfeiffersches Drüsenfieber* genannt, trägt dieses Potential in sich.

Mit einer Stimulierung der Lebenskraft über ganzheitlich wirkende Mittel und Methoden ist diese Infektionskrankheit gut zum Erfolg zu führen. Die Infektiöse Mononukleose wird in der Annahme, dass sie durch Küssen übertragen wird, auch als *kissing disease* bezeichnet, als würde über das Küssen eine Krankheit entstehen. In Wahrheit hilft der Kontakt zu fremden Menschen, ein neues Ventil in einem kranken System zu schaffen. Indem sich ein Mensch mit anderen austauscht, gibt es immer wieder neue Möglichkeiten der Erkenntnis fremder Energien. Das Pfeiffersche Drüsenfieber ist oft ein letzter Versuch mit noch kindlicher Lebenskraft, in einem angepassten Immunsystem über die Auseinandersetzung mit fremden Energien zu Reife zu gelangen; eine Reife, die den erwachsenen Menschen befähigen soll, Energien zu unterscheiden, gute Kontakte zu schließen, aber auch Grenzen setzen zu können.

Bei allen Krebsbelastungen geht es immer um einen fehlerhaften Kontakt und die daraus resultierende Scheinharmonie, ob zwischen Menschen oder zwischen Zellen: Etwas gehört nicht dazu, möchte ausgegrenzt und nicht gesehen werden, muss verschwinden.

Die Notwendigkeit der Heilung eines Krebsfeldes in der Familie wird fast immer über Neurodermitis bei Kindern angezeigt, wobei meist

Großeltern oder Urgroßeltern, oft aber auch die eigenen Eltern betroffen sind. Wenn ich bei einem Neurodermitisbefund eines Kindes die Eltern nach schweren Krankheiten in der Familie frage, so wird diese Frage meist verneint. Frage ich direkt nach Krebs, erhalte ich in der Regel ein *Ja* mit der Bemerkung, dass dieser ja operiert wurde. Ich vernehme zudem die Erleichterung darüber, dass der Krebs *Gott sei Dank* nicht mehr da ist sowie den Wunsch, das Thema zu wechseln.

Über Krebs möchte niemand sprechen – aus Furcht. Doch die Angst vor Krebs ist bereits ein Hinweis darauf, dass ein Mensch sich in einem Krebsfeld befindet.

Mit der Veranlagung zu Krebs verhält es sich ungefähr so wie mit Kriegen am anderen Ende der Welt. Menschen, welche in Ländern mit hohem Lebensstandard leben, von denen aus jedoch Waffenlieferungen in die Dritte Welt gehen, glauben ernsthaft, dass der Krieg nichts mit ihnen zu tun hat.

Unser ganzer Lebensraum ist aufgrund vergangenen und jetzigen Verhaltens der Menschen in einem äußerst kranken Zustand, vor dem wir nicht die Augen verschließen können, es aber oftmals tun. Auch Krebs ist ein Ausdruck für alles, was wir nicht wahrhaben oder nicht annehmen können, was wir trennen in *gut* und *schlecht*. Wenn wir ausschließen, was zum Ganzen dazugehört, werden wir krank. Wir müssen lernen, jeden Menschen so anzunehmen, wie er ist, ganz gleich, welcher Art seine Kultur, seine Religion, seine Hautfarbe oder seine Vergangenheit ist. Wir müssen auch lernen, jeden Teil von uns selbst anzunehmen, wie er eben ist, ihn endlich freisprechen und in Liebe umarmen.

Einen Weg harmonischen Miteinanders zu finden, das ist die Aufgabe, welche zu lösen auch dem Krebs Heilung bringt. Krebs ist genauso wenig heilbar über das Herausschneiden, Vergiften oder Wegbrennen von Gewebe wie über das Wegschauen oder das Ausschließen von unangenehmen Themen. Heilung geschieht über Erkennen, Annehmen und Integrieren, in einem solchen Milieu zerfällt ein zuvor genährter Tumor von ganz allein.

Die *kindlich-naive* Ansteckung

Aufgrund der hierarchischen Organisation menschlichen Denkens können wir auf den Gedanken kommen, je stärker die Lebenskraft ist, um so weniger schwer wird ein Mensch Krankheiten durchleben. Bei Kinderkrankheiten könnten wir demnach auch vermuten, ein Kind mit einer besonders starken Lebenskraft macht eine Kinderkrankheit leicht oder gar nicht durch und hat mit keinerlei Komplikationen zu rechnen.

Ganz so rational lässt sich die Situation allerdings nicht beurteilen. Es ist auf jeden Fall wichtig, dass wir die Lebenskraft unserer Kinder kompromisslos stärken. Dennoch sucht sich die Seele immer selbst aus, in welchen Dimensionen sie, für den Menschen unbewusst, Heilung anregt. Jedes *Höhere Selbst* entscheidet auf der Seelenebene über die Prozesse, an denen Sie sich aktiv beteiligt.

Vielleicht kann folgendes – sehr vereinfachtes Bild – helfen, zu begreifen, wie Menschen in akuten Krankheitssituationen selbst und aus der Seele heraus agieren: Ein Kind, welches ein Computerspiel spielt, strebt zumeist nach jedem *Level*, den es erreicht hat, ein höheres Spielniveau an. Manchmal mag es sich auch einfach nur ohne *Stress* mit einem Spiel beschäftigen, in welchem es sicher sein kann zu gewinnen, weil einfach gerade die Energie für große Herausforderungen fehlt. Das Kind, welches das Spiel bedient, steht hier für das *Höhere Selbst*. Die imaginäre Spielfigur steht für Menschen auf ihrem Lebensweg. Das spielende Kind, wie das *Höhere Selbst*, besitzt den Überblick und die Möglichkeit zu wählen.

Was glauben Sie, wählt eine Seele zu erfahren, was wählt sie, mit in Heilung zu bringen für eine Familie, die sie unendlich liebt, und für die Menschheit, von der sie sich als unabdingbarer Teil kennt? Würde die Seele immer den einfachsten Weg wählen oder ein alleiniges persönliches Wachstum in einer Komfortzone? Vielleicht wählt die Seele eines liebenden Kindes viel öfter, als wir uns denken können, den höchsten *Level* aus, den das Kind meistern kann.

Die Macht der Information und Medikamente

Die Bedeutung des Wortes Information ist, etwas *in eine Form bringen*. Alles Lebendige ist zuallererst geistiger Natur. Unsere Körper bestehen, wie alle Materie, nur deshalb, weil es für sie eine Ursache höchster Intelligenz und Liebe auf geistiger Ebene gibt. Diese Ursache erzeugt ein hochkomplexes Informationsfeld, ein sogenanntes Hologramm. Das Hologramm eines Menschen kann auch als seine Blaupause oder sein genetisch reiner Ursprung bezeichnet werden.

Es ist Information, welche die Erschaffung des menschlichen Lebens in Form bringt. Es ist auch Information, welche das menschliche Leben aus seiner Form lösen und in eine andere Form bringen kann. Informationen können sowohl zerstörend als auch heilend wirken.

Medikamente und Mittel, welche der Heilung dienen, tragen immer auch heilsame Informationen in sich. Heilung kann nur durch heilende Informationen geschehen. Die ist auf geistig-energetischem Wege ebenso möglich, wie über die Gabe von Flüssigkeiten oder Stoffen, welche heilende Information tragen.

Medikamente, welche disharmonische und zerstörerische Informationen in sich tragen, dienen nicht der Heilung und können auch keine Vorsorge für ein gesundes Leben bringen. Solche Mittel mögen vielleicht für eine gewisse Zeit den Anschein erwecken, dass Heilung geschehen ist. In Wahrheit ist dies jedoch eine zeitbegrenzte Illusion.

Medikamente und Stoffe zur Prophylaxe, deren Herstellung und Erprobung mit Umweltverschmutzung, Tierversuchen oder gar menschlichem Leiden verbunden sind, besitzen keinerlei Heilwirkung. Solche Mittel fördern vielmehr Krankheit, Siechtum und Tod, wenn auch oft erst nach längerer Zeit. Sie tragen je nach ihrer Herstellung die Information der Zerstörung bereits in sich. Auf diese Weise hergestellte Medikamente schwächen die Lebenskraft durch das Verschieben der Symptomatiken in das Innere des Organismus, wo es lediglich für eine Weile unsichtbar wird. Ebenso entbehren Medikamente, egal welchen

Ursprungs sie sind, die nicht mit dem Ziel der Heilung sondern aus Profitgier abgegeben werden, ihrer heilenden Kraft.

Heilung kann niemals geschehen, wenn sie nur einem Teil zugestanden wird oder gar Leid für andere bedeutet. Heilung schließt immer alles mit ein. Heilung bedeutet die Hinwendung zu ganzheitlichem Bewusstsein. Ein Heilmittel kann nur sein, welches heilsame Informationen in sich trägt.

Der Mensch allein entscheidet, welcher Information er sich öffnet, welcher nicht. Es ist oft nicht leicht, anhand der Fülle der auf uns einwirkenden Informationen zu unterscheiden, welche uns guttun und welche nicht. Eins ist dabei sicher: Ein Mensch, der kein intaktes Immunsystem besitzt und sich leicht ablenken lässt, kann diese Unterscheidung nicht treffen. Auch für unsere Wahrnehmung ist es wichtig, immun zu sein.

Zur Erkennung des Wahrheitsgehaltes einer Information muss ein Mensch seine höhere Instanz fühlen, welche über sein Herz spürbar ist, welche zu Liebe und Vergebung befähigt. Eine rationale Analyse reicht nicht aus, den Wahrheitsgehalt einer Information zu vernehmen. Wenn Herz und Verstand in Verbindung kommen, erwacht die emotionale Intelligenz, welche über allen Zweifel erhaben ist. Vieles mehr zu den Themen der auf uns gesund oder krankmachend wirkenden Informationen, von einfachen Feldern über Hologramme bis hin zu Resonanzmagnetfeldern, über emotionale Intelligenz und die Macht der Liebe und Heilung unseres Herzens können Sie dem Buch »Herzöffnung – Heilsame Botschaften der Kristalle« entnehmen. Hier erfahren Sie viel Wissenswertes zum menschlichen Energiesystem sowie zur Heilung des Menschen im Einklang mit Mutter Erde über die Energien der Kristalle.

Von Natur aus immun

Je mehr dein Leben von der Liebe bestimmt wird,
desto mutiger und freier wird dein Handeln sein.

TENDZIN GYATSHO, DALAI LAMA XIV.

Echte Prophylaxe

Die einzig wirksame Methode, Krankheiten zu verhindern, ist diesen
vorzubeugen, was auch als Prophylaxe bezeichnet wird. Mit Prophylaxe ist jedoch nicht ein Umgehen und Verhindern der Heilungsimpulse gemeint, sondern ein rechtzeitiges Erkennen krankmachender,
weil zerstörerisch wirkender, dauerhaft disharmonischer Zustände und
deren Ausräumung.

Prophylaxe bedeutet *Verhütung von Krankheit*. Eine wirksame Prophylaxe besteht also darin, achtsam und stets im Streben nach ganzheitlicher Harmonie sein Leben zu gestalten und – ist dies einmal nicht
gegeben – Blockaden zu lösen, welcher einer gesunden Lebensweise im
Wege stehen, *bevor* eine Krankheit entsteht.

Niemand wird auf seinem Lebensweg je von Disharmonien verschont.
Jedes Ungleichgewicht trägt zur Entwicklung bei, ist Bewegung, ist Le-
bendigkeit. Und jeder Mensch entwickelt sich im Gefüge der Menschheit auf dreierlei Weise: individuell, familiär und kollektiv. Diese Entwicklung wiederum geschieht auf drei Ebenen gleichzeitig, Körper,
Geist und Seele, und ist eingebettet in das ewige Leben der Seele, welches sich für einen Menschen parallel in drei Dimensionen zeigt: aus
der Vergangenheit, in der Gegenwart, für die Zukunft.

Aus der Vergangenheit wirken alle Ursachen des gegenwärtigen
Lebens und aus vorangegangenen Leben auf den Menschen ein, wie
auch die Erbschaften seiner Familie es tun. Alles trägt mit zur Lösung
bei. In der Gegenwart allein ist der Mensch präsent und zu Impulsen und
Handlungen fähig. Alle Impulse aus dem Jetzt wirken für die Zukunft

im Menschenleben und darüber hinaus in allen folgenden Seelenerfahrungen sowie als Erbschaft für seine Nachfahren.

Jeder einzelne Mensch trägt in sich die ureigene Fähigkeit zur ständigen Harmonisierung, und die Natur hält eine Fülle unendlicher Möglichkeiten zur Heilung bereit. Es ist für den Weg der Heilung immer die Absicht zu einer ganzheitlich gesunden Lebensweise entscheidend. Diese Absicht kann jeder Mensch für sich und auch für seine Kinder treffen.

Zudem stehen uns heute vielfältige ganzheitliche Methoden der Harmonisierung unseres Lebens, unserer Familien und der Menschheit auf Mutter Erde zur Verfügung, welche uns helfen, als Menschheit insgesamt einen Weg einzuschlagen, der keine Krankheiten benötigt. Je früher ein Mensch aus seinem unbewussten Dasein erwacht und erkennt, was sein Beitrag für eine friedliche Welt ist, um so eher kann er selbst den persönlichen wie auch den kollektiven Krankheiten den Nährboden entziehen.

Prophylaxe bedeutet, eine notwendige Heilinformation für sich selbst, die Familie und das Kollektiv zu erlangen, *bevor* eine selbstregulierende Krankheit aus dem Unbewussten aufsteigen muss, um eine längst überfällige Heilung zu provozieren.

Aus diesem Grund liegt der Fokus bei allen Kinderkrankheiten weniger auf den Behandlungsmöglichkeiten als vielmehr auf der Prophylaxe, denn:

Vorbeugen ist bekanntlich besser denn Heilen!

Die Natur heilt

Die Natur schenkt uns alles, was wir zu einem glücklichen Leben in Gesundheit brauchen. Wir erhalten nicht nur Licht, Luft, Wasser und echte Lebensmittel, sondern auch Schönheit, Vollkommenheit, Spielfelder der Erfahrungen sowie alle Heilmittel, welche uns helfen können, zu uns selbst und unserer Natur zurückzufinden, falls wir uns einmal geirrt haben. Die Rückkehr des Menschen zur Natur heilt. Die Natur heilt!

Damit ist nicht nur gemeint, dass Menschen, welche vollkommen im Einklang mit der Natur leben, von Natur aus gesund sind. Damit ist auch gemeint, dass, soweit sich ein Mensch auch von seiner Natur entfernt, diese ihm immer die Hand reicht, zur Natur zurückzukehren, wenn es ihr noch möglich ist. Es wird klar, dass, je mehr ein Mensch seine Umwelt zerstört, desto schwieriger auch die Wege der Heilung sein können.

Wenn wir erkennen, wie vollkommen die Natur von Mutter Erde ist und dass in der Natur bereits alles in Vollkommenheit existiert, was technisch je nur in leidlichen Ansätzen reproduziert werden kann, können wir aus einem zerstörerischen Traum erwachen. Wenn wir begreifen, dass Krankheiten nur dadurch entstehen, dass wir uns gegen die Natur und damit auch gegen uns selbst richten, können wir vielleicht auch all die Heilmittel wahrnehmen, welche sich nicht nur in Heilpflanzen finden lassen, sondern in vielerlei Form in der gesamten Natur enthalten sind.

Kinderkrankheiten stellen natürliche Ausheilventile für die Überwindung schwerer Erbschaften der Zerstörung von Natur und Umwelt dar. Es ist mit Sicherheit nicht die beste Wahl, über Krankheiten zu einer Heilung zu finden. Es ist allerdings die natürlichste und die einzige Möglichkeit, wenn der Mensch nicht endlich bewusst erkennt, was ihn selbst und auch seine Nachfahren krank macht.

Natürliche Heilungswege

Um bewusst eine natürliche Immunität zu erlangen und diese Fähigkeit auch an die Kinder zu vermitteln, gibt es viele kleine Pfade, welche sich wie bunte Fäden einer natürlich gesunden Lebensweise zu einem farbenfrohen Tuch weben lassen, das uns schützend einhüllt, während alle unsere Sinne offen sein dürfen, die ganze wunderbare Welt zu erfahren.

Einige der möglichen Pfade möchte ich hier anregen. Darüber hinaus mag auch die weiterführende Literatur im Anhang zu diesem Thema Inspirationen für eigene farbenfrohe Wege schenken.

Natürliche Heilungswege führen in zwei Richtungen: in die Vergangenheit und in die Zukunft. Die Zeit, in der wir handeln können, ist immer das Jetzt. Der jetzige Moment ist der einzige, in welchem wir die Macht besitzen, in der Vergangenheit Gelerntes für die Zukunft zu verändern. Veränderung geschieht allein dadurch gezielt, dass wir unsere durch Weisheit integrierten Erfahrungen und inspirierten schöpferischen Gedanken in die Zukunft senden und klar danach handeln.

Heilung der Vergangenheit

Um unsere Vergangenheit zu heilen, können wir bei allen Themen, welche im Widerstand, krank oder blockiert sind, gleichsam in unserer Herkunftsfamilie und in uns selbst Frieden herstellen. Beides geschieht immer in Einklang. Durch die Lösung dieser Blockaden lösen sich gleichfalls alle familiären Erbschaften auf. Wir befreien damit unsere Kinder von allen familiären Belastungen.

Es gibt nun verschiedene Methoden, welche nicht in ihrer Vielfalt bestehen, um zu konkurrieren, sondern damit für jeden Menschen angenehme und passende Wege möglich sind, sich selbst und die eigene Vergangenheit in Frieden zu bringen.

Neben allen ganzheitlichen Methoden, welche eine individuelle Harmonisierung von Körper, Geist und Seele bewirken, gibt es aus systemischer Sicht viele Möglichkeiten, um eine Harmonisierung blockierender Situationen zu bewirken.

Im Grunde ist es egal, von welcher Seite der Blick auf eine Lösung gerichtet wird, alles wirkt.

So möchte ich folgende Möglichkeiten zur Auflösung familiärer Erbschaften empfehlen: Herz- und Vergebungsarbeit, Ho'oponopono, Segenszeremonien, Visualisierungen und Traumreisen, Lösungsgebete, Rückführungen, systemische und Familienaufstellungen. Und es gibt sicherlich noch mehr Möglichkeiten. Das, wozu Sie sich inspiriert fühlen, wird Sie weiterbringen.

Bei allen genannten Beispielen ist es immer wichtig, dass Sie sich Therapiewege suchen, welche Ihnen angenehm sind, und einen Therapeuten oder Begleiter, dem Sie voll und ganz vertrauen können. Im Zweifelsfall suchen Sie weiter.

Es gibt auch immer wieder Menschen, welche sehr intensiv mit sich allein arbeiten und dabei sehr weit kommen. Am Ende ist jeder Mensch sein eigener Meister. Manchmal ist es jedoch sehr hilfreich, einen Impuls von *außen* zu bekommen.

Um unsere Heilimpulse in die Zukunft zu senden, gibt es folgende Möglichkeiten.

Bewusstes und liebevolles Empfangen

Der Weg eines neuen Kindes in eine Familie beginnt lange vor der Geburt und auch lange, bevor die künftigen Eltern zur Zeugung zusammenkommen. Oft beginnt die Reise des Ungeborenen viele Jahre vor der körperlichen Empfängnis. Dies ist auch der Grund, warum sich viele Frauen manchmal so sicher sind, schwanger zu sein, obwohl noch keine körperliche Schwangerschaft besteht.

Je weiter entwickelt ein Mensch sein Bewusstsein mit seiner Geburt in diese Welt bringen möchte, um so mehr Vorbereitung bedarf es oft in der empfangenden Familie. Oft ändern künftige Mütter in der Zeit dieser geistig bereits bestehenden Schwangerschaft ihre Gewohnheiten, ihre Ernährung oder ihren Beruf. Und oft gibt es in der Zeit vor der Ankunft auch einen Umzug der Familie. Manchmal lernen sich Partner erst kennen, nachdem beide in sich bereits das Gefühl ihres künftigen Kindes tragen.

Bewusste Eltern können in sich spüren, was das künftige Kind benötigt, und lernen, damit zu fließen, sich zu einer Lebensweise zu verändern, welche viel mehr im Einklang mit der Natur ist. Ich habe in meinen Begleitungen künftiger Mütter noch niemals erlebt, dass die für ein neues Leben ankündigende Seele sich technische Voraussetzungen oder materiellen Wohlstand gewünscht hat.

Es geht immer darum, den Blick zu weiten, das Herz noch weiter zu öffnen, Vertrauen aufzubauen, nach innen spüren zu lernen, die Fülle des Lebens und die wahren Werte zu erkennen. Es ist wundervoll, werdende Eltern vor allem in dieser frühen Phase zu begleiten, und so bewegend, wie sich Menschen aus Liebe zu einem Wesen öffnen, welches sie noch gar nicht körperlich spüren. Ich bin unendlich dankbar, all diese unglaublich liebevollen Seelen wahrzunehmen, welche sich wünschen, in diese Welt geboren zu werden. Sie wünschen sich aus reiner Liebe in eine Welt geboren zu werden, welche sich momentan so viel weniger harmonisch anfühlt als der Raum, aus dem diese Lichtkinder stammen.

Ich bin jedes Mal tief berührt, diesen Botschaften zu lauschen, welche voller Liebe an die künftigen Eltern gerichtet sind, um eine gesunde Empfängnis, Schwangerschaft und Geburt vorzubereiten sowie ein Leben, in dem das künftige Kind seine wunderbaren Fähigkeiten entfalten kann.

Die Zeit der Empfängnis und auch die Zeugung selbst können bewusst und feierlich gestaltet werden. So existiert lange ein Band und eine frühe Kommunikation zu allem, was nötig ist, um dem Kind ein herzliches Willkommen und ein gesundes Leben zu ermöglichen.

FAMILIE

Wir entstammen alle einer langen Reihe von Ahnen, welche ihre besonderen Eigenschaften tragen und ihre ureigenen Entwicklungen durchlebt haben. Jeder einzelne Ahn trägt mit dazu bei, dass ein Kind geboren werden kann. Die Lebenskraft wird stark davon beeinflusst, wie die Lebenskraft aller Ahnen im Familiensystem in Fluss ist, ob alle Menschen in der Familie ihre Anerkennung erhalten oder ob irgend jemand ausgeschlossen wird.

Nur wenn alle Familienmitglieder der letzten sieben Generationen ihren rechtmäßigen Platz und ihre bedingungslose Anerkennung in der Ordnung der Familie innehaben, kann die Lebenskraft für ein Kind ungehindert fließen. Alles, was nicht der natürlichen Ordnung entspricht, wirkt als Hindernis und muss in eine Lösung gelangen.

Egal, was zwischen den einzelnen Familienmitgliedern je geschehen ist, egal wie unverzeihlich etwas je empfunden wurde und egal, ob wir die Hintergründe wissen oder nicht. Wir können loslassen und vergeben und so frei werden für eine Zukunft voller Kraft, wenn nicht bereits für uns selbst, so für unsere Kinder.

Heimat

Familie und Heimat sind das wichtigste Gut für ein Kind, um sich auf Erden willkommen zu fühlen und sich frei entfalten zu können. Menschen, welche eine wahre Heimat besitzen und in einer liebevollen Familie aufwachsen, kommen niemals auf die Idee, anderen Menschen ein Leid zuzufügen, etwas wegzunehmen oder zu zerstören. Eine glückliche Familie ist allerdings nichts, was man im Lotto gewinnen kann. Für eine glückliche Familie bedarf es zweier Menschen, welche sich selbst genügen und die sich mit dem anderen in Liebe verbinden, um bewusst eine Familie zu gründen.

Die Geburt eines Kindes ist immer die Antwort auf den Wunsch nach einer gemeinsamen Familie. Und dennoch müssen die beiden Menschen, welche sich zu einem Paar verbunden haben, sich dem höheren Zweck ihrer Verbindung hingeben. Mit einer Hochzeit allein kann niemals ein Glück für das Leben besiegelt sein. Das Glück möchte in jedem Moment wieder erfahren und die Liebe möchte immer wieder von Herzen eingeladen werden, um Raum zu ihrer Erfüllung in der Familie zu erhalten.

Ich möchte an dieser Stelle die wundervollen Botschaften Anastasias würdigen, welche uns zu erinnern vermögen, wie wir unseren Planeten wieder in ein Paradies verwandeln. Um der Liebe Raum zu geben, bedarf es der Heimat. Ein jedes Paar braucht für seine Familie einen Heimatlandsitz, welchen die Liebenden schöpferisch zum Raum der Liebe für ihre Kinder gestalten.

Lernen

Auch wenn wir heute vieles so erleben, wie es uns nicht gefällt, wir können alles ändern. Wir müssen einfach den Mut dazu haben und Schritte unternehmen.

Doch zuerst sollten wir uns fragen, ob das, was unseren Kindern heute als *Bildung* verkauft wird und ihre Tage oftmals vollkommen ausfüllt, gut für sie ist. Was lernen unsere Kinder in unserer Gesellschaft, wenn sie *gebildet* werden? Welche Informationen werden ihnen eingegeben? Was wirkt auf sie ein und prägt sie zutiefst. Sind es Werte, die uns wichtig sind? Und sind es Werte, welche den Kindern am Herzen liegen?

Wir können, nachdem wir über solche Fragen aufrichtig nachgedacht haben, unsere Kinder aufmerksam betrachten und ihnen zuhören, was sie zu sagen haben. Und wir können erfahren, was sie sich wünschen, wie ihr Lernen aussehen sollte. Wir werden wohl erstaunt sein.

Kinder lernen von Anfang an, sich selbst zu entfalten. Jedes Kind ist mit seinen eigenen Potentialen in Verbindung und sucht sich von Natur aus ohne Ablenkungen genau das zu erfahren aus, was es braucht, um sich zu entwickeln.

Zuerst lernen Kinder aus ihrem familiären Umfeld heraus, während sie die uneingeschränkte Sicherheit erfahren möchten, dort sein zu dürfen, wo sie liebevoll umsorgt, genährt und behütet sind. Die Kinder erweitern ihre Kreise von ganz allein, während sie vertrauensvoll die Grenzen weiter stecken und immer selbständiger darin werden, sich den Dingen zuzuwenden, welche sie am meisten interessieren, wenn wir sie nur lassen können und ihnen die Räume schaffen, in denen die Bedürfnisse der Kinder heilig sind. Wenn wir ihnen unsere ungeteilte Aufmerksamkeit schenken, werden wir staunen, wie überaus klug und geschickt und weise sie sind und was sie uns alles offenbaren.

Immunität

Die *Heilungsgeschichten* zur Stärkung der Lebenskraft und der Energien von Milz, Thymus und Lymphe sowie die *Heilsamen Übungen* zu den Kinderkrankheiten bewirken eine Reaktivierung der Funktionen des Immunsystems. Ganz gleich, wie alt Sie sind und ob Sie eigene Kinder haben, Sie können die *Heilungsgeschichten* und *Heilsamen Übungen* auch für sich selbst durchführen.

Die *Heilsamen Übungen* zu den Kinderkrankheiten können Sie für Ihre Kinder durchleben, egal wie alt diese heute sind, es wirkt automatisch erlösend für Sie selbst. Stellen Sie sich vor, Ihre Kinder sind in dem entsprechenden Alter, also am besten nicht älter als sieben Jahre. Haben

Sie keine eigenen Kinder, so können Sie alle *Heilsamen Übungen* mit Ihrem inneren Kind durchführen.

Für die Kinder gilt dasselbe. Bei den Kindern, welche noch zu klein für das bewusste Erleben über Geschichten sind, ergibt sich die beste Wirkung, wenn beide Eltern die *Heilsamen Übungen* machen. Dies stärkt automatisch das Kind.

Wenn Sie alle *Heilsamen Übungen*, welche Sie für sich oder Ihre Kinder als sinnvoll empfunden haben, durchgeführt und Ihre Kinder die *Heilungsgeschichten* lösend erfahren haben, können Sie die *Heilungsgeschichte* zur Immunität folgen lassen. Diese ist leichter zum Erfolg zu bringen, wenn die anderen Energien bereits aktiviert sind, vor allem Thymus, Milz und Lymphe eine gute Funktion in der entsprechenden *Heilungsgeschichte* aufzeigen. Wenn die folgende Übung zur Immunität für Ihr Kind oder Sie selbst unangenehm sein sollte, kann Sie folgendermaßen abgebrochen werden:

Schließe innerlich deine Augen und halte sie geschlossen. Es erscheint jetzt ein Lichtstrahl von oben. Der Lichtstrahl füllt deinen ganzen Körper mit Licht aus und hüllt ihn auch von außen ganz ein. Der Lichtstrahl nimmt dich jetzt ganz und gar in sich auf und trägt dich aus der Situation heraus und wieder in dein Herz hinein. Nun öffne wieder deine Augen.

Heilungsgeschichte zur Immunität

Schließe deine Augen und fühle in dein Herz… lass dich ganz einfach in dein Herz hineinfallen. Licht und Schatten können dich dabei umgeben und sich abwechseln. Du fällst tiefer und tiefer in dein Herz, tiefer und tiefer… Nun landest du barfuß auf hartem Stein. Spüre zuerst nur mit geschlossenen Augen, wie sich der Steinboden anfühlt, kalt oder warm, trocken oder feucht, glatt oder scharfkantig…

Nun stell dir vor, wie du hier unten ganz und gar nackt bist. Spüre mit geschlossenen Augen den Raum um dich: Ist er kühl, warm, heiß, trocken, feucht, nass…? Berührt dich etwas, tut etwas weh, bist du allein, oder ist da etwas um dich herum zu

spüren…? Fühle mit geschlossenen Augen alles, was du wahrnehmen kannst… Wie geht es dir hier…?

Dann konzentriere dich auf deinen Körper, die Wärme und das
Licht in dir drin… Nun öffne hier tief im Herzen deine Augen.
Sieh, was jetzt um dich herum ist…

Ganz gleich, was sich nun zeigt, gehe mit deiner Aufmerksamkeit zu deinem Bauch an der Stelle, wo der Magen ist. Hier
ist dein Sonnengeflecht. Fühle in dich hinein, wie stark das Licht
oder die Energie an dieser Stelle deines Körpers ist… Nun lass
das Licht immer stärker werden, es leuchtet gelbgold wie eine
Sonne und beginnt sich im Uhrzeigersinn zu drehen. Konzentriere
dich, egal, was da um dich herum alles ist, nur auf diese innere
Sonne. Lass sie sich schneller drehen und dabei immer größer,
kräftiger, heller, strahlender und schöner werden…

Je größer deine innere Sonne wird, um so kraftvoller schafft
sie es auch, dich zu beschützen. Je nachdem, was um dich
herum ist und dich vielleicht beeinträchtigt, kommen nun kleine
Feuerfunken aus deiner Sonne. Diese Funken fliegen schnell, wie
kleine Pfeile in alle Richtungen, aus denen du vielleicht etwas
Unangenehmes spürst oder wo du einfach nur fühlst, dass da
etwas ist, was dir zu nahe kommt. Die Feuerfunken halten alle
Energien und Stoffe um dich herum auf und hüllen alles, was dir
näher als eine Armlänge ist, mit ihrem Feuer ein… Lass deine
Sonne sich so weit ausdehnen und erstrahlen, wie es geht… Je
nachdem, was um dich herum ist, kommen vielleicht nur wenige
oder auch sehr, sehr viele Feuerfunken aus der Sonne geschos-
sen. Jede Energie, die in deiner Nähe auftaucht, ob oben, unten,
vorn, hinten, rechts oder links, wird von deiner Feuerfunkenpolizei
angehalten und überprüft…

Manche Energien werden von der Feuerfunkenpolizei sofort
weggeschickt, manche Energien werden in Begleitung der Feuerfunkenpolizei näher zu dir und deiner Sonne gebracht…

Alles was näherkommt, kannst du stärker in deiner Sonne
fühlen. Fühle alles ganz genau und bewusst. Entscheide dann
nach deinem Gefühl, was du zu dir einlassen magst, weil es sich

angenehm anfühlt, und was du fortschickst, weil es sich unangenehm anfühlt, egal, wie es aussieht…

Während du alles um dich herum erkennst und in gut und schlecht sortierst, bildet der Schein deiner Sonne im Solarplexus eine Aura. Das ist eine Lichthülle, welche sich bis zu bis drei Meter um dich herum ausdehnen kann. Je mehr alle Energien erkannt und sortiert werden, um so kraftvoller wird diese Aura für dich…

In der Aura erstrahlen nun, fast ein bisschen durchsichtig, alle Farben des Regenbogens…

Während deine Sonne weiter erkennt und sortiert, was für dich gut ist und was nicht, werden die Farben vielleicht auch kraftvoller…

Wenn alle Energien um dich herum erkannt und sortiert sind, füllen die Farben des Regenbogens deine ganze Aura aus. Die äußere Hülle hat eine silberne Oberfläche, die wie ein Spiegel glänzt. Die Hülle ist ganz fein und dabei unendlich stark… Die Sonne in deinem Sonnengeflecht zieht sich nun langsam wieder etwas zurück. Lass die Sonne so klein werden wie eine Faust…

Am Ende erscheint deine Sonne wie eine goldene Kugel, welche sich ganz schnell in alle Richtungen gleichzeitig dreht, so dass du die Richtungen nicht mehr wahrnehmen kannst. Deine schöne Regenbogenaura bleibt jetzt so, wie sie ist. Sage dir jetzt:

Ich bin offen für meine Immunität!

Nun lass dich durch dein Regenbogenlicht nach oben heben und zurück in dein Herz tragen. Öffne wieder deine Augen. Dein Immunsystem ist jetzt stark.

Ausklang in Achtsamkeit und Aufmerksamkeit

Achtsamkeit ist ein aufmerksames Beobachten.
Ein Gewahrsein, das völlig frei von Motiven oder Wünschen ist.
Ein Beobachten, ohne jegliche Interpretation oder Verzerrung.

JIDDU KRISHNAMURTI

Viele Menschen wünschen sich für die Überwindung von Krankheit oder zur Lösung von Problemen einfache Methoden, klare Ratschläge und jemanden, der ihnen sagt, was sie tun sollen. So einfach ist das nicht. Denn es ist noch viel einfacher.

Es bedarf lediglich der Absicht zur Gesundheit und den Mut zur Eigenverantwortung. Schon beginnt der Weg der Heilung. Können Sie das glauben?

Geht ein Mensch in seine Verantwortung für sich selbst und seinen eigenen Weg, so liegt ihm der klare Weg für alles, was er braucht und wissen muss, in seiner ganzen Einfachheit zu Füßen. Jede Heilung ist überaus einfach. Das, was es kompliziert macht, ist die Weigerung, die wir in uns tragen, diese Einfachheit einfach anzunehmen. Wir hätten gern oft Lösungen, welche nur das verändern, was wir sehen möchten und verändern wollen, und damit machen wir es uns nur selbst kompliziert.

Es gibt keine Schuld und es existiert kein Irrtum, der nicht augenblicklich gelöst werden könnte. Darum existiert auch kein Grund, Krankheiten zu erleiden, es sei denn wir glauben daran, Schuld und Leid tragen zu müssen, etwas zu erben oder zu vererben.

Die Kinder besitzen in ihrer Ursprünglichkeit noch diese bedingungslose Liebe, welche alles ermöglicht, alles vergeben und loslassen kann. Und sie sind bereit, uns dies wieder zu lehren. Nur darum sind sie hier, weil es eine, und sei sie auch noch so winzig und unwahrscheinlich, Hoffnung gibt. Jedes Kind erscheint in Liebe, um in seiner Familie ein Licht anzuzünden, Menschen zu berühren, zu erinnern, dass wir alle frei von Schuld und gesund, liebevoll, rein sowie ursprünglich vollkommen sind.

Heilung einfach geschehen zu lassen, führt ganz einfach zu Gesundheit. Es braucht je so lange, wie wir uns vorstellen können, dass es braucht, frei von allen Lasten, Schuldgefühlen, Erbschaften und Krankheiten zu sein.

Alles, was dazu nötig ist, uns dieser Heilung in ihrer Einfachheit zuzuwenden und alles loszulassen, was uns hindert, ist unsere Aufmerksamkeit und Achtsamkeit, zu hören, zu fühlen, zu sehen, was uns die Kinder in ihrer noch grenzenlosen Liebe offenbaren. Möge das Licht und die Liebe in Ihnen und in Ihrer ganzen Familie erstrahlen. Seien Sie gesegnet!

Dankesworte

Ich betrachte es als großes Geschenk, Mutter zu sein und das Heranwachsen meiner Kinder mit allen Sinnen und allen Herausforderungen genießen zu dürfen. Liebe Annika und liebe Anabel, ich danke Euch von Herzen, dass Ihr Euch mir so bedingungslos anvertraut und mich damit so richtig wachgeküsst habt. Ohne Euch gäbe es weder meinen Aufbruch zu einem neuen Beruf als Heilpraktikerin und Homöopathin noch dieses Buch. Ihr habt mich auf Eure wunderbare und unkonventionelle Weise tief erinnert, was es heißt, bedingungslos zu lieben und mich ohne Umschweife auf meinen Herzensweg geschubst. Ich bin sehr glücklich, dass es Euch gibt und dass Ihr genauso seid, wie Ihr seid.

Ich möchte weiterhin allen Kindern danken, welche ich in meiner Praxis, in der Lebensbegleitung und in Lernkursen kennenlernen durfte. Ich bin jedes Mal zutiefst berührt, teilhaben zu dürfen, wie Ihr alles gebt, um Eure Eltern und auch Lehrer und Erzieher im Herzen zu berühren, dass auch sie kleine wie große Schritte unternehmen, ein Dasein des Funktionierens zu verlassen und Euch zuliebe eine bessere Welt zu erschaffen. Ich möchte zudem allen Erwachsenen danken, die sich aus Liebe zu ihren eigenen und den ihnen anvertrauten Kindern all den notwendigen Veränderungen öffnen, welche Familienleben, Gesundheitswesen, Bildung und Erziehung bedürfen, und damit auch zuzeiten dem einen oder anderen ausgrenzenden Urteil ausgesetzt sind.

Und noch etwas ist mir wichtig: Ich bin oft unsagbar berührt davon, wahrzunehmen, wie viele Kinder in ihrer großen Liebe und in ihren tiefsten Bedürfnissen überhört, übersehen und gar nicht wahrgenommen werden, weil ihre Eltern selbst nicht diese Liebe erfahren durften, derer es bedarf, ein Kind in seinem Heranwachsen liebevoll zu begleiten. Ich weiß, dass es viele Menschen gibt, die es generell verurteilen, wenn in sozial schwierigen Familienverhältnissen wieder und wieder Kinder geboren werden. Ich möchte dazu sagen, dass ich es habe erleben dürfen, dass vielleicht erst mit einem dritten oder vierten Kind Heilung in eine Familie kam, während die zuvor geborenen Kinder es

ungleich schwerer hatten, in ihrer Liebe wahrgenommen zu werden.
Ich habe auch Erwachsene erlebt, welche in Anbetracht solcher Wunder
über berufliche und gesellschaftliche Beschränkungen hinaus Hilfen
anbieten, indem sie den betroffenen Eltern vor allem Aufmunterung
und Anerkennung schenken. Ich weiß, dass es in unserer Gesellschaft
große Lücken gibt, was die Einschätzung, ob ein Kind in seiner Familie
verbleiben kann, und was die Betreuung überforderter Eltern betrifft.
Und bin sehr, sehr dankbar zu erfahren, wie sich Menschen ohne
Umschweife und ganz urteilsfrei um überforderte Eltern kümmern,
rein zum Wohle der Kinder. Ich habe in den Augen gerade der Kinder,
die es nicht so leicht haben, so viel Liebe gesehen, so viel Hoffnung, wo
kaum ein erwachsener Mensch noch Hoffnung sehen würde, dass ich
ganz ehrfürchtig vor der Macht kindlicher Liebe geworden bin, einer
Liebe, die alle Menschen mit einschließt und alle schmerzhaften Bedingungen aufzulösen in der Lage ist. Auch dafür bin ich sehr dankbar.
Eines ist mir zutiefst bewusst: Jedes Kind, das geboren werden möchte,
kommt aus Liebe. Jedes Kind ist ein Segen!

Ganz besonders auch Du, lieber Diego. Es ist schön, dass Du da bist!

Anhang

Es ist ein gern gehütetes Geheimnis, dass der »Allgemeinheit« die Informationen frei zur Verfügung gestellt werden, auf dessen Basis wenige Menschen ihren materiellen Reichtum begründen. Informationen über Themen, wie wir den Hunger in der Welt beenden, Krankheiten ausrotten und uns mit freier Energie versorgen, werden nicht so freizügig verteilt, weil damit kein Profit erzielt werden kann. Echte und überaus erfolgreich wirkende Heilmittel sind so billig zu beschaffen oder zu erstellen, dass sie nicht erwähnt oder, wenn sie über Erfolge von sich reden machen, gern mit Spott oder mit abschreckenden Informationen belegt werden. Wir haben als Menschheit heute das Wissen und die Möglichkeiten, alle Menschen mit echten Lebensmitteln, frischem Wasser, sauberer Energie und Naturheilmitteln zu versorgen, was durchaus heute bereits wissenschaftlich beweisbar ist. Diese für uns alle lebensnotwendig heilsamen Informationen werden allerdings nicht so großzügig verbreitet wie solche, welche einigen wenigen Menschen viel Reichtum und Macht über andere bescheren sollen, diesen anderen dagegen zunehmende Abhängigkeit und Armut.

Wie können wir damit umgehen? Wir können Mut fassen, unsere Sinne für die hinter allem liegende Wahrheit zu öffnen und fühlen, anstatt blind jenen Stimmen zu glauben, welche lautstark und aggressiv um Aufmerksamkeit buhlen! Wir können lernen, wieder die leise Stimme in unseren Herzen zu vernehmen, welche in jedem Menschen und in innerem Frieden zu hören ist. Wir haben nur eine Wahl, diese Welt zu einem schöneren, liebevolleren und gesünderen Ort für alle Menschen zu wandeln: über unser Herz.

Lesen Sie zu den Themen Information, Ganzheitliche Heilung, Energiefelder und Chakren, Herzöffnung und Kreation neuer Bewusstseinsfelder tiefergehend und weiterführend: »Herzöffnung – Heilsame Botschaft der Kristalle«.

Folgende Literatur möchte ich darüber hinaus wärmstens empfehlen, sich mit folgenden Themen zu befassen: Vergebung und Heilung, unsere tiefe Verbindung zu Mutter Erde, Symptombotschaften und Metamedizin, Kinder, Empfängnis, Geburt, Stillen, Familienleben, natürliche Bildung, Lebensweise und Ernährung. Die Reihe »Anastasia« von Wladimir Megre bildet ein Werk, welches uns alle Antworten liefert, wie wir in jeder Weise glücklich und gesund im Einklang mit Mutter Erde leben können. Das Buch von Nadine Wenger: »Natürliche Wege zum Babyglück« enthält einen Reichtum an wundervollen natürlichen Erfahrungen rund um Empfängnis, Schwangerschaft, Geburt und Familienleben mit Kindern.

Über diese Empfehlungen hinaus gibt es viele, viele weitere wunderbare Bücher zu Fragen natürlich gesunder Lebensweise, welche Mut machen, neue Wege zu beschreiten. Als schöne und wirkungsvolle Zeremonien zur Klärung der Ahnenreihen möchte ich die Meditations-CDs von Stefan Limmer und Thomas Young empfehlen.

Weiterführende Literatur

Dibbern, Julia, Geborgene Babys, 2004, Königslutter, Anahita Verlag

Duprée, Ulrich Emil, Ho'oponopono, 15. Auflage 2014, Darmstadt, Schirner

Gaskin, Ina May, Die selbstbestimmte Geburt, 5. Auflage 2010, München, Kösel

Gibran, Khalil, Der Prophet, 2010, Ostfildern, Patmos-Verlag

Graf, Friedrich P., Nicht impfen – was dann?, 2008, Ascheberg, Sprangsrade Verlag

Holitzka, Marlis und Remmert, Elisabeth, Systemische Familienaufstellungen – Konfliktlösungen für Söhne, Töchter, Eltern, 4. Auflage 2009, Darmstadt, Schirner

Hüther, Gerald, Was wir sind und was wir sein könnten, 4. Auflage 2011, Frankfurt am Main, Fischer

Juul, Jesper, Dein kompetentes Kind, 9. Auflage 2012, Reinbek, Rowohlt

Juul, Jesper, Grenzen, Nähe und Respekt, 6. Auflage 2013, Reinbek, Rowohlt

Limmer, Stefan: Versöhnung mit den Ahnen – Mit der 7-Generationen-Aufstellung zu ungeahnter Kraft, 1. Auflage, München, Random House

Linnander, Sten, Die Erde spricht: Ich bin bei euch, 2016, Saarbrücken, Neue Erde

Lothrop, Hannah, Das Stillbuch, 22. Auflage 1997, München, Kösel

Megre, Wladimir, Anastasia, 4. Auflage 2015, Jestetten, Govinda Verlag, Band 1 bis 10

Odent, Michael, Geburt und Stillen – Über die Natur elementarer Erfahrungen, 4. Auflage 2010, Beck

Perko, Sandra, Das große Homöopathiebuch für Schwangerschaft, Geburt und Stillzeit, 1. Auflage 2012, Kandern, Narayana Verlag

Rainville, Claudia, Metamedizin, 3. Auflage 2010, Güllesheim, Silberschnur

Rust, Serena, Wenn die Giraffe mit dem Wolf tanzt, 11. Auflage 2014, Burgrain, Koha Verlag

Siefert, Renate, Homöopathie – warum sie heilt, wie sie wirkt, 2016, Saarbrücken, Neue Erde

Tochtermann, Anja: Herzöffnung – Heilsame Botschaften der Kristalle, 1. Auflage 2016, Saarbrücken, Neue Erde

Wenger, Nadine: Natürliche Wege zum Babyglück, 1. Auflage, 2013, Saarbrücken, Neue Erde

Yui, Torako, Impfungen – Sinn oder Unsinn?, 1. Auflage 2012, Kandern, Narayana Verlag

Meditationen (CDs)

Limmer, Stefan: Versöhnung mit den Ahnen – Mit der 7-Generationen-Aufstellung zu ungeahnter Kraft, Stefan Limmer

Tochtermann, Anja, Herzöffnung, 2016, Anja Tochtermann

Young, Thomas, Sieben Generationen, 2007, Thomas Young

Quellen

Als Quellen nutze ich alles, was ich erlernt, erlebt und erfahren habe, während ich stets suche, bewiesenes Wissen und integrierte Weisheit zu verbinden sowie die Essenz dessen über mein Herz auf Stimmigkeit zu prüfen. Folgende Literatur war für mich darüber hinaus hilfreich, die Zusammenhänge von Kinderkrankheiten, Immunität und Vererbung darlegen zu können:

Bierbach, Elvira, Naturheil-Praxis Heute, 2. Auflage, 2002, München + Jena, Urban & Fischer

Classen, Carl, Hahnemanns Organon der Heilkunst, 2002, Stuttgart, Sonntag Verlag

Hahnemann, Samuel, Die Theorie der chronischen Krankheiten, 1999, Nendeln, Barthel & Barthel

Laborde, Yves und Risch, Gerhard, Die hereditären chronischen Krankheiten, 1998, München, Müller & Steinicke

Noglik, Gerd, Hrsg., Unsere Kinder, 2. Auflage 1970, Leipzig, Verlag für die Frau

Van der Zee, Harry, Die Geburt – eine Reise durch die Miasmen, 2004, Stuttgart, Sonntag Verlag

Link zum aktuellen Infektionsschutzgesetz über www.rki.de

NEUE ERDE im Buchhandel

Neue Erde ist ein kleiner unabhängiger Verlag, und der unabhängige Buchhandel ist unser natürlicher Partner. Wir unterstützen die Initiative »buy local«.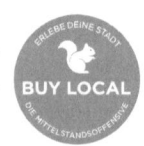

Sollte es Lieferschwierigkeiten bei den Büchern von NEUE ERDE geben, lassen Sie immer im VLB (Verzeichnis lieferbarer Bücher) nachsehen, im Internet unter **www.buchhandel.de**

Alle lieferbaren Titel des Verlags sind für den Buchhandel verfügbar.

Auch mobil können Sie, zum Beispiel mit der App von LChoice, unsere Bücher beim örtlichen Buchhändler kaufen.

Sie finden unsere Bücher auch auf unserer Homepage **www.neue-erde.de** oder in unserem Gesamtverzeichnis, welches Sie gerne hier anfordern können:

NEUE ERDE GmbH
Cecilienstr. 29 · 66111 Saarbrücken
info@neue-erde.de

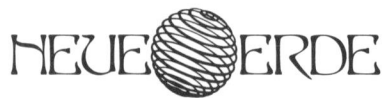